KLAUS OBERBEIL ist Medizinjournalist und Experte für Gesundheits- und Ernährungsthemen. Er schrieb u.a. die Bestseller Die *Zuckerfalle* und *Obst & Gemüse als Medizin* und ist aus den Medien bekannt. Der Spezialist für Molekularbiologie und Genforschung betreibt zudem das Gesundheitsmagazin www.gesundefamilie.de.

Klaus Oberbeil
Die tägliche Dosis GIFT

Warum fast alles, was wir berühren, essen oder einatmen, chemisch belastet ist.
Und wie wir uns davor schützen können

Wilhelm Heyne Verlag
München

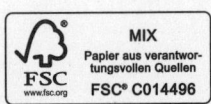

Verlagsgruppe Random House FSC-DEU-0100
Das für dieses Buch verwendete FSC®-zertifizierte Papier
Holmen Book Cream
liefert Holmen Paper, Hallstavik, Schweden.

Originalausgabe 02/2011

© 2011 by Wilhelm Heyne Verlag, München,
in der Verlagsgruppe Random House GmbH
Redaktion: Silke Uhlemann
Umschlaggestaltung: Nele Schütz Design, München
Satz: Buch-Werkstatt GmbH, Bad Aibling
Druck und Bindung: GGP Media GmbH, Pößneck
Printed in Germany 2011
ISBN: 978-3-453-65015-2
www.heyne.de

Inhalt

Vorwort 9

Vorsicht Gift –
die Alarmglocken schrillen 11
Die asiatische Bedrohung 12
Gift & Profit 13
Neues Schadstoffregister 15

Wie unser Körper auf Umweltgifte reagiert ... 16
Interessantes über unser Immunsystem 17
Die Organe des Immunsystems 18
Oberstes Gebot: Kein Gift im Körper! 20
Die Giftabwehr beginnt im Mund 22
Immunabwehr Magen 25
Gifte im Darm 26
Wie sich Körperzellen gegen Toxine wehren .. 28
Gehirn, Leber, Nerven: Giftspeicher im Körper .. 29

Xenobiotics –
die heimlichen Krankmacher 40

Jung und Alt, Stadt und Land: Toxine allüberall ... 44
Alle Generationen gleichermaßen betroffen .. 44
Landleben: Nicht gesünder als in der Stadt . 47

Das große Geschäft mit Gift- und Schadstoffen ...	49
Wie mit Düften gezaubert und getrickst wird	52
Auf den Geschmack gekommen	65
Schädlingsbekämpfungsmittel: Paradies der Gifte	103
Lebenselixier Wasser.............	123
Trinkwasserqualität................	124
Paradies für Schadstoffe	125
Autoschrott im Grundwasser	127
Wasser ist ein Geschenk der Natur............	130
Saurer Regen: Ein Pflanzenkiller	131
Verschmutzte Luft............	134
Der Preis für unsere Schönheit	139
Riesenprofite mit Schönheitsgiften	141
Toxine für die Haut	143
Wenn Schönheit krank macht............	148
Die Kosmetikindustrie liebt Giftstoffe.........	151
Modekrankheit Hautallergien............	154
Krank durch giftige Kleidung	157
Neurodermitis durch Umweltgifte	163
Zähne & Zahnfleisch leiden mit.........	165
Hair-Styling und die Folgen	167
Vorsicht: Nagelgifte!	173
Ein ganz normaler Giftalltag............	176
Der Riesenprofit mit Reinigungs-Toxinen	177
Ökoschmutz durch Haushaltschemikalien	178
Gefahren für Kinder................	227

Giftfrei leben:
Die gesunden Alternativen 231
Lebensmittel 232
Kosmetika 235
Naturkosmetik selbst herstellen 237

Adressen 243
Deutschland 243
Österreich 247
Schweiz 248

Register 249

Vorwort

Morgens im Badezimmer: Es duftet zitronenfrisch nach dem chemisch-künstlichen Giftaroma des Kachelputzmittels. Die Zahnpasta ist mit Sodiumsulfat belastet, das Eau de Toilette mit Diethylphthalat, das Duschgel reich an Tensiden, der Pyjama sieht hübsch aus, seine Farben strotzen aber von Alkylphenyl. Dafür riechen die Hausschuhe wundervoll nach ihrem aufgesprühten chemischen Lederodeur. Zum Frühstück gibt es neben den üblichen Hauptbestandteilen, wie Brötchen, Butter etc., bereits 26 Einzelschadstoffe: Furan im Kaffee, Pestizide in der Marmelade, Lysinalanine im Käse, Acrylamid in den Backwaren, Nitrosamine im Schinken etc. Aber dafür haben wir ja das Immunsystem.

Auch die Fahrt im neuen Auto zum Büro ist kein Gesundheitstrip. Das Armaturenbrett stinkt noch immer nach Bisphenol A. Es hat einem auch niemand gesagt, dass man – wie Wissenschaftler herausfanden – in so einem PKW 40 oder noch mehr chemische Substanzen einatmet, und dies 12 bis 18 Mal pro Minute. Heizung oder Klimaanlage stoßen einen Schwall kaum gefilterter Kohlenwasserstoffe, Stickstoffoxide, Kohlenmonoxid, Benzol und Dieselruß aus, die Husten und Niesreiz verursachen. Also schnell her mit den teuren Papiertaschentüchern, auch wenn sie mit synthetischen Cyclomoschus-Verbindungen aufgeladen sind, die sich über hauchfeine Bronchien im Eiltempo im Blutkreislauf verbreiten und in praktisch allen 70 Billionen Körperzellen Unheil anrichten.

Jetzt ist der Alltag aber noch nicht einmal eine Stunde alt.

Die wirklich tückischen Toxine lauern noch hinterhältig ihrem Opfer auf: Benzophenone, perfluorinierte Substanzen, polybromierte Diphenylesther, Perchlorate, Dioxine, Organochlorine, Konservierungs-, Farb- oder Aromastoffe. Insgesamt rund 50 000 chemische Gift- und Schadstoffverbindungen in einer total verseuchten Alltagsumwelt.

Seitdem sich der Mensch bemüht, die Natur zu seinem und ihrem Vorteil zu verändern, gibt es rund 100 000 chemisch-synthetische Substanzen, die tief in unseren Alltag eingreifen und ihn tatsächlich verwandeln – allerdings zu unseren Ungunsten. Es reicht! Höchste Zeit, etwas gegen die tägliche Giftbedrohung zu unternehmen.

Genetisch ist unser Organismus gegen keine einzige dieser Giftsubstanzen gewappnet. Unser Körper ist ein unschuldiges Wesen, das sich in Jahrmillionen biologischer Evolution entwickelt hat, stets im Einklang und abgestimmt auf eine gesunde Umwelt. Noch immer will er den reinen Sauerstoff in frischer Waldluft atmen, Gegenstände ohne chemische Laborstoffe berühren und betasten, Erdbeeren ohne Konservierungsstoffe essen. Unser Körper vertraut der Umwelt – und ist gerade deshalb schutz- und wehrlos gegen die unbarmherzigen Dauerattacken durch Gift- und Schadstoffe.

Die Natur hat uns gegen den modernen Feind keine Abwehrstoffe mitgegeben. Gegen zerstörerische Faktoren wie Epoxid-Harze, Lindan, PVC oder Styrol. Dieser Ratgeber will aufklären, auf die Gefahren hinweisen – und Wege aufzeigen, wie wir der Bedrohung entrinnen, was wir für unsere und die Gesundheit unserer Kinder und Enkelkinder tun können.

Vorsicht Gift –
die Alarmglocken schrillen

Natur gegen Chemie – so lautet die Konfrontation, die in Zukunft unser Leben bestimmen wird. Niemand kann vorhersagen, ob der Abwehrkampf gegen den unsichtbaren Feind Chemie noch gewonnen werden kann. Obwohl EU und Bundesbehörden vehement in die Kontrolle und Überwachung von Lebensmitteln und verbrauchernahen Produkten eingreifen, wird Deutschland mehr und mehr zur Müllhalde für krankheitserregende Gift- und Schadstoffe aller Art. In der jüngsten Statistik der Giftinformationsdatenbank des Bundesinstituts für Risikobewertung vom Dezember 2007 wurden 264 149 Vergiftungsfälle eingespeichert, 35 731 mehr als noch im Jahr vorher. Doch dies ist nur die Spitze des Eisbergs. Nach Expertenmeinung repräsentiert diese Zahl gerade einmal ein Prozent der wirklich auftretenden leichteren oder schwereren Schadensfälle, die sich täglich mehr oder weniger unbemerkt summieren – durch das Berühren von Gegenständen, die Nahrungsaufnahme, das Einatmen chemisch belasteter Luft.

Einer besonders strengen gesetzlichen Regelung unterliegen Materialien, die dazu bestimmt sind, mit Lebensmitteln in Berührung zu kommen, wie Alufolien, Frühstücksbeutel, Getränkekartons, Abfüllschläuche oder Antihaftbeschichtungen von Kochgeschirr. Für die gilt seit dem Oktober 2004 eine vom Europäischen Parlament und dem Rat der EU verabschiedete Rahmenverordnung. Doch sogenannte Migrationswerte, die stoffbezogenen Grenzwerte, werden nur zu oft überschritten bzw. überhaupt nicht kontrolliert. Die Überwachungsbehörden der Bundesländer sind personell gar nicht in der Lage, jede einzelne Produktpalette in Augenschein zu nehmen, zumal zum Beispiel Kunststoffgetränkeflaschen je nach Lieferung mal unbedenklich, dann aber wieder schadstoffbelastet sein können. Dieses Problem schwankender Reinheitswerte stellt sich bei der Kontrolle nahezu aller Bedarfsgegenstände.

Wenn eine Sendung Duschgel aus Shanghai als keimfrei deklariert wird, bedeutet dies noch lange nicht, dass das Duschgel aus der nächsten Container-Ladung aus Shanghai unbedenklich ist.

Die asiatische Bedrohung

Die amtliche Rückstandsanalytik über Herbizide, Insektizide, Fungizide, Molluskizide (Mittel gegen Schnecken), Akarizide (Mittel gegen Milben) oder Wachstumsregler kommt zu bestürzenden Ergebnissen, ganz abgesehen von einer ständig steigenden Nitratbelastung (zum Beispiel von Rucola). Behördliche Datenbanken, etwa die Amtliche Sammlung von Untersuchungsverfahren nach § 64 des Lebensmittelgesetzes, gelten möglicherweise bald als gar nicht mehr kompetent. Denn im Zuge der Nanotechnologie mit ihren extrem verfeinerten Messmethoden entdecken Wissenschaftler neuerdings Giftspuren, die sich bislang der Analyse entzogen haben.

Plötzlich wird das Ausmaß der wahren Bedrohung deutlich. Mit der High-Tech-gestützten Tandem-Massenspektrometrie werden versteckte Schadstoffsubstanzen anhand ihrer Molekülmasse herausgefiltert – ein Verfahren, das erst seit wenigen Jahren vom Bundesinstitut für Risikobewertung eingesetzt wird. Stellt sich also bald heraus, dass gesunde Umwelt nur noch ein Nostalgiebegriff aus der Welt unserer Großeltern sein wird? Nur noch ein Stück Vergangenheit? Ein erschreckender Gedanke. Tatsache ist, dass vor allem asiatische Hersteller mit offensiven Vertriebsmethoden den Profitkonsens mit deutschen Herstellern und Vertreibern suchen – eine für uns alle verhängnisvolle Symbiose.

Denn diese Vertriebskanäle basieren auf schier unvorstellbaren Gewinnmargen. Sogenannte Bulk-Ware (Massenware) wird, weitgehend nur unzulänglich zertifiziert, zu Peanuts-Preisen auf dem Markt angeboten und mit horrenden Kalkulationen in Deutschland weiter vertrieben. Dasselbe gilt für sämtliche verbraucherfreundlichen Produkte, von Schuhen angefangen über Textilien, Kinderspielzeug, Kosmetika oder Haushaltsartikel. »Eine Einbahnstraße Gift« – so nennen es deutsche Umweltexperten.

Gift & Profit

In China gibt es weltmarktbeherrschende Vertriebsportale wie Global Sources, Trade Key oder Made-in-China, die verbrauchernahe Produkte oder Agrarhilfen anbieten, ganz egal ob giftbelastet oder nicht. Internationaler Globalisierungs-Gigant ist Alibaba mit 3,6 Millionen Mitgliedern in mehr als 200 Ländern und Regionen, 5000 Produktkategorien und 24 Millionen registrierten Usern, die vom Filzstift bis zum Düngemittel anbieten, was die Märkte hergeben und was weltweit verlangt wird. Weil es immer wieder zu Klagen über schadstoffbelastete Exportartikel kommt, bieten findige Unternehmer und Organisationen sogenannte Audit Reports an, Berichte Dritter über Zertifikate und Qualitätskontrolle. Für wenig Geld wird dann etwa ein Produzent eines borsäurehaltigen Lippenpflegemittels von einem Tag auf den anderen ein »Audited Supplier«, also ein Anbieter einer gesundheitlich unbedenklichen Ware.

In China gibt es inzwischen 1,3 Millionen Kosmetika-Hersteller mit »Supplier Verification«, deren Erzeugnisse oft problemlos den Weg durch die Schlupflöcher des deutschen Zolls finden und die am Ende auf deutschen Verkaufstischen und schließlich im Haushalt landen. Dabei hilft nicht selten, dass diese Unternehmen ihre Qualitätszulassung von der Société Générale de Surveillance beziehen, der in Genf ansässigen, seriösen und weltweit größten Zertifizierungsagentur mit 50 000 Mitarbeitern und 1000 Niederlassungen auf der ganzen Welt. Insgesamt sind etwa 3,5 Millionen China-Produkte aller Kategorien mit einem solchen oder ähnlichen Qualitätssiegel versehen, also praktisch der Eintrittskarte in die westlichen Märkte. Für so manchen Importeur zählt dabei allein der spottbillige Einkauf, weniger die giftfreie Qualität des Produkts. Genau hier reichen sich Gift und Profit die Hände. Trotz massiver Abwehrmaßnahmen finden EU- und deutsche Behörden keine Mittel und Wege, um die Giftschwemme nachhaltig einzudämmen.

Neues Schadstoffregister

Als weitere Abwehrmaßnahme hat das Bundesumweltministerium im Juni 2009 in einem Abkommen mit der UN-Wirtschaftskommission für Europa erfolgreich das Schadstoffregister PRTR gestartet (Pollutant Release and Transfer Register). Es umfasst 91 Schadstoffe, die maßgeblich zu Luftverschmutzung und Gewässerbelastung beitragen – ein weiterer Versuch, wenigstens einen kleinen Teilbereich der Giftbedrohung in den Griff zu bekommen. Im selben Monat gab das Bundesumweltamt bekannt, dass immer mehr Hersteller und Vertreiber von Waschmitteln ihre Produkte mit dem EU-Umweltzeichen versehen wollen. Eine lobenswerte Entwicklung, wenn man bedenkt, dass bei uns jährlich 600 000 Tonnen Waschmittel, 200 000 Tonnen Weichspüler und 450 000 Tonnen Reinigungsmittel über die Ladentheken gehen, um später zwangsläufig im Grundwasser zu landen.

Schon melden sich Skeptiker mit der Meinung, dass selbst so manches dieser Gütesiegelprodukte chemisch belastet ist. »Schuld ist der gewaltige Wettbewerbsdruck, dem die ethischen Normen einer sauberen Umwelt auf Dauer nicht gewachsen sind«, heißt es. »So wie der US-Gigant Monsanto mit seinem gentechnologisch erzeugten Mais die Welt erobert und gleichzeitig deren Nährboden verseucht, werden Millionen andere Produkte ihr Gift in sich tragen und über alle Kontinente verstreuen.«

Wie unser Körper auf Umweltgifte reagiert

Toxine und gesundheitsschädliche Substanzen gab es in der Natur seit jeher in Fülle. Damit schützen sich zum Beispiel Pflanzen gegen aggressive Bakterien, Viren, Pilze oder andere Parasiten. Schlangen wiederum nutzen Gifte für den Beutefang. Rund 70 000 verschiedene Pflanzen- und Tiergifte können uns Menschen gefährlich werden. Darüber wussten schon unsere Vorfahren und Urahnen Bescheid, sie mieden in ihrer Umgebung bestimmte Pflanzenarten und gingen giftigen Tieren aus dem Weg.

Zu giftigen Tieren zählen Spinnen, Tarantln, Skorpione, Kraken, Feuersalamander, manche Kröten, Frösche und Fische, Quallen, Schnecken und zahlreiche Wespen-, Fliegen-, Ameisen- und Käferarten. Sie produzieren ihre Giftstoffe vorwiegend zur Abwehr gegen Feinde, oft bis zu 50 oder mehr einzelne Giftsubstanzen. Fleischfressende Pflanzen töten Insekten mit Giften, im Allgemeinen aber synthetisieren Pflanzen Umweltgifte, um sich vor lästigen oder gefährlichen Angreifern zu schützen. Pflanzengifte stecken in Schalen, Samenkernen oder auch im Fruchtfleisch, in Stängeln und auch in Blättern. Meist sind es Atropine oder Alkaloide in unterschiedlichen Konzentrationen. Sie wirken bevorzugt gefäßverengend oder -erweiternd.

Auf die Abwehr und Neutralisation tierischer und pflanzlicher Gifte in erträglichen Konzentrationen ist unser Immunsystem gut eingerichtet. Im Laufe der biologischen Entwicklung über Jahrmillionen hinweg sind in unseren Zellkernen Immun-Gene entstanden, die exakt gegen jene Gifterreger gerichtet sind, die uns Menschen seit vielen tausend Jahren in unserer natürlichen Umwelt von Wald, Wiesen, Feldern oder Gewässern bedrohen. Gegen Naturgifte sind wir also gut geschützt, solange uns nicht ein giftiges Insekt sticht oder wir giftige Tollkirschen verzehren. Auf jedem Quadratzentimeter unserer Umwelt wimmelt es von Bakterien, Viren, Giften, Pilzen und anderen Mikroben, auf die unser Immunsystem eine Antwort weiß. Doch auf jedes einzelne Giftmolekül aus chemischen Labors hat unser Organismus kein Gegenmittel. Darin liegt die besondere Bedrohung, der selbst unser perfektes Immunsystem kaum gewachsen ist.

Interessantes über unser Immunsystem

Wir Menschen bleiben meist 70, 80 oder mehr Jahre lang verhältnismäßig gesund, Befindlichkeitsstörungen, Beschwerden oder auch Krankheiten halten meist nur kurze Zeit an, wir erholen uns jedes Mal wieder rasch. Dies verdanken wir unserem Immunsystem, einem stets präsenten Bollwerk aus Billionen weißer Blutkörperchen, rund 100 Billionen Immun-Proteinen, den Antikörpern und einigen Organen. Bei einer Infektion jedoch, einem Wespenstich oder einem Bakterienbefall, rekrutiert das Immunsystem innerhalb weniger Minuten noch einmal das Hundertfache dieser Schutzarmee.

Das Gefährliche an unseren Umweltgiften: Während das Immunsystem Viren im Organismus innerhalb Zehntelsekunden aufspürt und bekämpft, lösen chemische Substanzen zunächst meist keinerlei Abwehrreaktion aus. Ganz einfach deshalb nicht, weil die Gene unseres Immunsystems dieses Giftmolekül nicht kennen, im Laufe der biologischen Evolution nicht darauf programmiert sind. Das Immunsystem reagiert meist erst dann, wenn Chemiegifte Beschwerden ausgelöst haben, wenn etwa ein Baby an einem giftigen Filzstift lutscht, Toxine in den Magen-Darm-Trakt gelangen und die Schleimhaut verätzen oder angreifen.

Die Organe des Immunsystems

Zu den Organen des Immunsystems gehören die Lymphknoten, die Milz und die Thymusdrüse. Das oberste Postulat lautet: Giftstoffe unter allen Umständen neutralisieren und unschädlich machen. Lymphknoten sitzen an verschiedenen Stellen des Körpers: in den Achseln, dem Nacken, im Bauch oder den Leisten. Sie bestehen aus dynamischem Gewebe, enthalten Milliarden von Lymphozyten, die unablässig ausgetauscht und erneuert werden. In diesen Knoten wird die Lymphflüssigkeit gefiltert, Bakterien, Schad- oder Abfallstoffe werden aufgefangen und ausgeschieden. Die meisten Lymphknoten sind nur etwa einen Zentimeter groß, sie können jedoch nach einer Infektion erheblich anschwellen, so zum Beispiel bei einem grippalen Infekt. Die Mandeln in unserem Rachen bestehen aus Lymphgewebe, das Schleimhäute im Rachenraum schützt.

Die Milz ist ein ovales, flaches, tiefrotes Organ nahe der Leber, ebenfalls aktiv daran beteiligt, unseren Körper gift-

Die weißen Blutkörperchen

Etwa 99 Prozent der im Blut zirkulierenden Blutzellen sind rote Blutkörperchen. Nur ein Prozent steuern die weißen Blutkörperchen bei, die zur Schutztruppe des Immunsystems gehören. Von denen gibt es wiederum unterschiedliche Typen, die mit ganz speziellen Aufgaben betraut sind. Sogenannte Granulozyten reagieren auf Entzündungen, Makrophagen sind Fresszellen, die krankheitserregende Partikel fangen, zersetzen oder sie an Lymphozyten zur Neutralisation und zum Abtransport weiterreichen. Makrophagen sitzen bevorzugt in der extrazellulären Flüssigkeit zwischen Zellen, in besonders hohen Konzentrationen in der Leber. Lymphozyten greifen Fremdkörper unvermittelt und aggressiv an.

Auch von diesen Lymphozyten gibt es wiederum verschiedene Typen, die T-Zellen, B-Zellen und natürliche Killerzellen. Wir Menschen wären demnach gegen mikrobielle Angreifer bestens gerüstet – wenn nicht die unersättlichen Chemiker in ihren sterilen Labors unermüdlich neue Gifte entwickeln würden, mit denen dann Lebensmittel, Textilien, Kosmetika, Kleber, Kunststoffartikel, Verpackungsmaterial etc. angereichert werden. Wir dürfen getrost davon ausgehen, dass so mancher dieser Chemiker immer wieder mal jubelnd ausruft: »Hurra, ich habe ein neues Gift erfunden!«

---

frei zu halten. Das Organ speichert rote Blutzellen (deshalb ist die Milz so tiefrot) und zerstört verbrauchte weiße Blutkörperchen. Die Milz enthält auch hohe Konzentrationen an

Lymphozyten und Makrophagen, und sie filtert Lymphflüssigkeit auf dieselbe Weise wie dies die Lymphknoten tun. Die Thymusdrüse schmiegt sich als kleines, schwammartiges Organ ans Brustbein an, sie ist nach Geburt und Wachstum tatkräftig am Aufbau des Immunsystems beteiligt, steuert diesem Schutzmechanismus wichtige Thymusfaktoren bei und hat auch Einfluss auf den Knochenstoffwechsel.

Oberstes Gebot: Kein Gift im Körper!

Wenn eine bedrohliche Fremdsubstanz unseren Körper attackiert, kann sie zwei verschiedene Abwehrreaktionen auslösen: spezifische oder unspezifische. Unsere Haut und auch die klebrige Schicht der Schleimhäute verhindern oder behindern das Eindringen, in den Luftwegen sorgen winzige Flimmerhärchen dafür, dass Fremdkörper nicht anhaften und ins Gewebe eindringen können. Zusätzlich enthalten Tränen, Speichel oder Schleimhäute ein Enzym mit der Bezeichnung Lysozym, das zum Beispiel die Zellwände von Bakterien zerstört.

Im Falle einer Verletzung, wenn wir uns zum Beispiel in den Finger schneiden, aber auch bei einem Mückenstich, kommt es zu einer Entzündung. Die entsteht dadurch, dass sogenannte Mastzellen in Gefäßwänden Histamin ausstoßen, einen Eiweißstoff, der für einen erhöhten Blutandrang mit Schwellungen, Rötungen und Juckreiz sorgt. Dadurch versucht der Organismus, Giftstoffe möglichst rasch auszuschwemmen. An diesem unspezifischen Mechanismus sind auch Gewebshormone beteiligt, wie zum Beispiel Prostaglandine, die im steten Abwehrkampf des Immunsystems gegen Umweltgifte eine bedeutende Rolle spielen.

Die spezifischen Immunmechanismen, Antwortreaktionen auf eindringende Krankheitserreger, werden auf unterschiedlichen Wegen ausgelöst:

- »Maßgeschneiderte« Abwehrsubstanzen bekämpfen Bakterien und Viren, die ja ebenfalls ihre Struktur in genetischen Mutationen verändern. Gegen ein chemisches Laborgift aber kann unser Immunsystem niemals innerhalb Sekunden ein Abwehrmolekül bilden.
- Unser Immunsystem verfügt über ein molekülgenaues Gedächtnis, in dem zurückliegende mikrobielle Gefahren gespeichert sind. Wenn etwa ein kleines Kind Windpocken oder eine Grippe hat und diese Krankheiten mit Hilfe selbst produzierter Abwehrsubstanzen ausheilt, bleibt das Immunsystem doch ein Leben lang hellwach und beobachtet genau, ob diese speziellen Krankheitserreger nicht erneut im Organismus auftauchen. Im Abwehrkampf gegen Umweltgifte aber fehlen derlei Mechanismen. Deshalb sind Labortoxine auch so außerordentlich bedrohlich für unsere Gesundheit.
- Unser Immunsystem unterscheidet auch streng zwischen körpereigenen Substanzen bzw. Zellen und entsprechenden Eindringlingen, die mit aller Macht bekämpft werden. Entweder durch B-Zellen und Antikörper in den Körperflüssigkeiten oder mit T-Zellen im Gewebe. Wenn jedoch chemische Toxine zusätzlich den Organismus angreifen, erhöht sich die Gefahr, dass das Immunsystem überreagiert und nicht nur Fremdsubstanzen, sondern auch eigenes Gewebe angreift.

- Dann kommt es zu modernen Volkskrankheiten, zu Autoimmunerkrankungen, wie Morbus Crohn (eine Darmentzündung), Neurodermitis, Lupus oder allergischen Dauerreaktionen. Lesen Sie darüber bitte noch mehr in diesem Buch.

Man kann sich kaum ausmalen, welche Belastung chemische Toxine für unseren Körper darstellen. Wir wissen ja alle, unter welchen Qualen Gartenschnecken sterben, wenn sie mit Gift bekämpft werden. Oder Fliegen und Mücken, denen mit Spraygift aus dem Supermarkt der Garaus gemacht wird. Nicht anders ergeht es unseren Körperzellen, wenn sie mit Giftstoffen unmittelbar in Berührung kommen. Dies gilt vor allem für diejenigen Bereiche, die sich seit jeher mit Krankheitserregern von außen, mit tierischen oder pflanzlichen Giften, herumplagen müssen. Also speziell für unsere Haut und alle unsere Schleimhäute. Seit wenigen Jahren oder Jahrzehnten haben sie es nun auch noch mit weitaus gewalttätigeren Feinden zu tun, mit den Toxinen aus unseren Chemielabors.

Die Giftabwehr beginnt im Mund

Wir atmen mit der Luft unablässig Fremdsubstanzen ein. Und wenn wir etwas essen oder trinken, suchen sich bereits mikrobielle Krankheitserreger aus diesen Lebensmitteln ihre Nistplätze im sensiblen Epithel-Gewebe unserer Mund- und Rachenschleimhäute. Hier entwickeln sie unverzüglich den Ehrgeiz, große Kolonien aufzubauen. Dazu muss man wissen, dass zum Beispiel eine Bakteriengeneration keine 20 Jahre, wie bei uns Menschen, dauert, sondern oft nur wenige Minuten. Aus tausend Mundbakterien können auf diese Weise innerhalb einer Stunde Millionen oder Milliarden werden. Deshalb hat uns die Natur mit Drüsen ausgestattet, die Speichel produzieren und in den Mund- und Rachenraum abgeben. Speichel tötet Mikroben und schwemmt sie in den Magen-Darm-Trakt.

> **Speichel: Unsere erste Immunwaffe**
> - Diese Flüssigkeit besteht zu 98 Prozent aus Wasser und zu zwei Prozent aus Schleim, Elektrolyt-Salzen und antibakteriellen Substanzen. Da müssen Bakterien in unserer Mundhöhle also schon so richtig ums Überleben kämpfen. Amylase-Enzyme im Speichel bauen Kohlenhydrate ab, auch solche, die noch als Überbleibsel der letzten Mahlzeiten zwischen den Zähnen stecken.
> - Unser Speichel ist reich an den Abwehrstoffen Immunglobulin A (IgA), Lactoferrin (bekämpft Nahrungspilze), an Lysozymen (zerstört Bakterien) und Peroxidasen (immunaktive Enzyme).
> - Das Immunglobulin A ist hoch in Körperflüssigkeiten konzentriert, es schützt insbesondere Schleimhäute vor Giftstoffen und ist potente Abwehrsubstanz gegen Bakterien und Viren. Es bindet über den Speichel oder auch den Schweiß Antigene, dies sind Stoffe, die eine Immunabwehr auslösen, ist aber gegen chemische Gifte nur bedingt wirksam.

Unsere Mundschleimhaut ist sehr empfänglich für die Aufnahme lebenswichtiger Substanzen. Weil Vitamin C und Glukose, der kleinste Baustein der Kohlenhydrate, unzählige Stoffwechselvorgänge im Körper vorbereiten, werden sie bereits im Mund durch feinste Kanäle ins Blut transportiert. Weil Kohlenhydrate in hellen Mehlprodukten und Süßigkeiten sowie in süßen Getränken besonders rasch zu Glukose abgebaut werden, werden diese Bausteine gleichzeitig zu Transportmitteln für das Einschleusen von Giftsubstanzen durch die Mundschleimhaut ins Blut. Wenn wir also eine Praline oder ein süßes Stück Torte essen, wandern Alltagstoxine schon aus der Mundhöhle ins Blut. Die Schleimhäute im Mund sind für die Aufnahme von Glukose nahezu ebenso aufnahmefähig wie die Schleimhäute in unserem Dünndarm. Dies macht sich die Pharmaindustrie zunutze, deren Pillenwirkstoffe unter Anwesenheit von Kohlenhydrathilfsstoffen leichter ins Blut und an ihre Zielorte gelangen.

Eine Rolle spielt dabei der Säuregehalt im Speichel. Je basischer er ist – bedingt durch hohen Verzehr von Süßem und von hellen Mehlprodukten – desto leichter haben es Giftstoffe, ins Blut zu gelangen. Ein eher saurer Speichel hingegen hemmt den Gifttransport durch die Mundschleimhaut ins Blut. Deshalb beugen Obst und Gemüse mit ihren hohen Konzentrationen an Fruchtsäuren dem Gifteinstrom über die Mundschleimhaut vor. Andererseits begünstigt die schnell lösliche süße Glukose den Zustrom von Toxinen ins Blut und zu den Zellen. Davon sind vor allem unsere Kinder betroffen, die oft süchtig nach Süßem oder künstlich gesüßten Getränken sind. Sie nehmen die Alltagsgifte, zum Beispiel aus der Atemluft oder aus Lebensmitteln, viel schneller auf, können sich also gegen Giftattacken viel schlechter wehren. Auf diese Weise werden Toxine und Fehlernährung zu Verbündeten im Kampf gegen unsere Gesundheit. Dies gilt vor allem auch für die immer mehr in Mode kommenden Nanopartikel. Lesen Sie bitte auch darüber mehr in diesem Buch.

Immunabwehr Magen

Unser Organismus unternimmt große Anstrengungen, um sich gegen gesundheitsschädliche Mikroben oder Substanzen zu schützen. Deshalb ist der Säuregehalt in einem gesunden Magen sehr hoch. Säure tötet Bakterien, Pilze und andere Mikroben im Magen ab, kann jedoch gegen die meisten Umweltgifte nichts ausrichten, weil sich diese durch Enzyme nicht abbauen oder verändern lassen. Darauf sind ja zum Beispiel Konservierungsmittel oder Insektizide schon bei ihrer chemischen Entwicklung programmiert. Sinn und Zweck vieler Labortoxine ist es, unangreifbar gegen unsere menschlichen Abwehrstoffe zu sein. Sonst würden ja zum Beispiel Duftchemikalien oder Rückfetter in Shampoos allzu schnell ranzig oder auf andere Weise unbrauchbar. Die Strategie der Giftsteller und -verwender zielt also darauf ab, den unablässigen Kampf ihrer Produkte gegen die menschliche Immunabwehr zu gewinnen.

Sogenannte Belegzellen in der Magenschleimhaut synthetisieren Salzsäure (chemisch: HCl, Chlorwasserstoff) und speisen diese in den Magensaft ein, der dadurch sauer wird. Die Magensäure eines gesunden Menschen ist so ätzend scharf, dass sie Löcher in einen Teppich brennen könnte. Zweck des sauren Milieus ist es, Krankheitserreger wie Bakterien, Pilze, Milben oder andere Parasiten rechtzeitig abzutöten, damit sie nicht in tiefer gelegene Darmabschnitte gelangen und sich in großen Kolonien ausbreiten können. Gegen Umweltgifte wie Tenside (in Waschmitteln) oder Isopropanol (in Kosmetika) kann Magensäure aber nichts ausrichten, weil diese meist aus kompakten Molekülstrukturen bestehen und ohnehin oft schon einen hohen Säurewert haben.

Auch durch die Magenschleimhaut dringen Toxine in unseren Blutkreislauf ein, durch passiven Transport oder indem sie huckepack mit anderen Molekülen eingeschleust werden. Schließlich ist der noch weitgehend unzersetzte Nahrungsbrei im Magen Tummelplatz für Billiarden und Aberbilliarden von mikrobakteriellen und toxischen Krankheitserregern, die aus der Umwelt in uns eindringen. Unsere Magenschleimhäute wehren sich übrigens gegen den eigenen Säureangriff durch den Aufbau einer dicken basischen Schleimschicht, die Magensäure neutralisiert.

Gifte im Darm

Unterm Mikroskop sieht unsere Darmschleimhaut wie der üppige Amazonasdschungel aus, sie ist allerdings auch ebenso durch Gifte verletzlich und verwundbar wie das gewaltige Wildnisbiotop Südamerikas. Im Querschnitt betrachtet, sieht unser Darm aus wie zugewachsen. Millionen sogenannter Mikrovilli, dies sind feinste Fingerchen, Erhebungen, Ausspreizungen, sorgen dafür, dass die Darmschleimhaut eine möglichst große Oberfläche erhält. Damit auch jedes Nahrungsmittelmolekül die Gelegenheit hat, mit ihr in Kontakt zu kommen und durch feinste Kanälchen ins Blut zu gelangen. Die Darmschleimhaut eines gesunden Menschen hat – könnte man sie auslegen – etwa die Größe eines Tennisplatzes. Ein gesunder Darm zeichnet sich also aufgrund seiner dicken Schleimhaut auch durch ein hohes Gewicht aus. Der Darm besteht aus Dünndarm, Dickdarm und Mastdarm, er ist insgesamt etwa sechs Meter lang.

Giftstoffe haben im Darm also reichlich Angriffsfläche – und sie nutzen sie entsprechend, obwohl der Darm neben seiner Verdauungsfunktion in erster Linie Immunorgan ist. Die gesamte Darmschleimhaut ist ein Bollwerk gegen krankheitserregende Eindringlinge. Dies freilich nur, solange die Darmschleimhaut gesund, üppig und gut genährt ist. Fehlernährung aber führt zu einer Ausdünnung des Epithel-Gewebes. Dazu muss man wissen, dass Schleimhautzellen nur wenige Tage lang leben und danach abgestoßen werden. Wenn wir uns aber nur von Currywurst mit Pommes, Pizza, Fast Food und Süßem ernähren, werden der Darmschleimhaut keine kräftigenden Nährsubstanzen zugeführt. Sie wird dünner, kann teilweise sogar verhornen.

Auf diese Weise verliert sie ihre Leistungsfähigkeit – insbesondere im Abwehrkampf gegen Mikroben und Toxine. Kolonien von Bakterien und Parasiten siedeln sich in ihr an. Pilze bilden Großkolonien, beißen sich mit ihren scharfen Rhizoid-Krallen in ihr fest. Dadurch entstehen winzige Verletzungen und Löcher, durch die Umweltgifte und Großmoleküle in den Blutkreislauf eindringen und allergische Reaktionen auslösen, so zum Beispiel Ekzeme, Lebensmittelallergien und vieles mehr. Allergologen tun sich dann oft sehr schwer, die entsprechenden Allergene zu entdecken, die zu solchen Allergien führen. Allergietests, wie zum Beispiel Patch-Tests, sprechen auf zahlreiche Toxine gar nicht an. Dann bleiben Ursachen für Beschwerden oft unentdeckt, Umweltgifte können sich gewissermaßen im gesamten Verdauungstrakt, zwischen Mund-Rachenraum und Mastdarm ungehindert austoben.

Wie sich Körperzellen gegen Toxine wehren

Jeder Mensch hat etwa 70 Billionen Körperzellen, die in der extrazellulären Flüssigkeit eingebettet sind und über das Blut mit Nährstoffen versorgt werden. Sie sind mit einer öligfeuchten Doppelschicht umpackt, die gewährleisten soll, dass keine Schad- und Giftstoffe in das große wässrige Zellinnere, das sogenannte Zytoplasma eindringen. Nahezu alle Biostoffe, Hormone oder Enzyme, die in die Zelle eindringen wollen, müssen an ihrem jeweils bestimmten Rezeptor andocken, einer Art speziellem Landeplatz. Nur über diese feinsten Poren können sie in die Zelle gelangen. Für Umweltgifte hat die Natur jedoch keine solchen Rezeptoren vorgesehen. Unsere Chemielabors gestalten ihre Toxine deshalb weitgehend fettlöslich, so können sie Kontakt mit Fettsubstanzen der Zellschutzhüllen aufnehmen und diese gewissermaßen überlisten. Zu den schlimmsten Zellfeinden zählen die sogenannten Roundup-Produkte des US-Herstellers Monsanto, die weltweit am meisten eingesetzten und somit »erfolgreichsten« Unkrautvernichtungsmittel.

Vier verschiedene Giftlinien des Roundup-Wirkstoffs Glyphosat sind für unsere empfindlichen Zellen extrem giftig, sie gehören zu den Hauptverschmutzern unseres Grundwassers und unserer Flüsse. Das Herbizid Glyphosat wurde 1974 erstmals verkauft und startete auch gleich seinen Siegeszug. Zum Erfolg steuerte die Tatsache bei, dass Gensaatgut der Firma Monsanto resistent gegen Roundup war, deshalb konnte das Gift massiv eingesetzt werden, um die aufkeimende Saat gegen Schädlinge zu schützen. Mit Glyphosat begann somit das Zeitalter der genetisch gesteuerten Pflanzenaufzucht mit gewaltigen Ernten – gleichzeitig aber leider auch die Eroberung der Natur durch Umweltgifte.

Gehirn, Leber, Nerven: Giftspeicher im Körper

Unser Organismus vertraut der schützenden Tätigkeit von Verdauungstrakt und Immunsystem, die Schadstoffen den Zugang ins Gewebe verwehrt. Gelangen dann doch Gifte in den Darm, werden sie möglichst über den Stuhl ausgeschieden, meist zusammen mit Fettsubstanzen, an die sich Umweltgifte bevorzugt binden. Eine Nahrung mit hohen Anteilen an Ballaststoffen, wie Obst, Gemüse, Hülsenfrüchten, Naturreis, Vollkornprodukten etc. saugt im Darm Wasser auf und sorgt für eine beschleunigte Darmpassage. Bei gesunder Ernährung werden deshalb schädliche Substanzen rasch ausgeschieden. Freilich werden auf diese Weise nicht alle Giftsubstanzen entfernt. Sogenannte Peyer-Plaques spielen in der Darmschleimhaut Feuerwehr und neutralisieren Schadsubstanzen, die dem Epithel-Gewebe noch anhaften.

An diesen kräftigen Bündeln von jeweils bis zu 50 leistungs-

Folter für die Zellen
- In Pflanzen dringt Glyphosat vorwiegend über die stets fettreichen Blätter ein. Denselben Vernichtungsweg beschreitet das Gift auch in unseren Zellmembranen. Deren Fettanteile bestehen aus äußerst empfindlichen Phospholipiden, die durch freie Radikale und Gifte sehr schnell zerstört werden. Weil Glyphosat gleichzeitig die Produktion freier Radikaler stimuliert, wirkt es in Zellmembranen besonders aggressiv.
- Betroffen durch dieses spezielle Toxin, aber auch durch andere Umweltgifte, sind besonders Endothel-Zellen der feinen Innenauskleidung von Venen und Arterien. Also jene Gewebe, mit denen Gifte im Blutstrom als Erstes in Berührung kommen.
- Wenn diese Alltagstoxine in die Zelle gelangen, zerfressen sie die sensiblen Schutzhüllen der Mitochondrien, der winzigen Energiekraftwerke der Zelle. Die Zelle kann dann nicht mehr ausreichend Glukose und Fettsäure zu Energie verheizen, ihre Leistungsfähigkeit sinkt, bis sie am Ende stirbt.
- Als Nächstes zerstören die Gifte die innere Schutzhülle um das Heiligtum der Zelle, den Zellkern, in dem die Erbanlagen, also die Chromosomen und Gene eingebettet sind. Dadurch kommt es zu Mutationen im Aufbau der Gene. Je nachdem, welche unserer rund 30 000 aktiven Gene betroffen sind, sind Beschwerden oder Krankheiten die Folge.
- Unsere Zellen sind wie kleine, schutzbedürftige Ba-

> bys, sie haben einen regen Stoffwechsel, sind aber vom Zustrom aller lebensnotwendigen Biostoffe abhängig. Ebenso davon, dass bestimmte Schutzmechanismen Umweltgifte abwehren oder auch neutralisieren und ausscheiden. Unter dem Angriff von Toxinen aus Konservierungs- und Farbstoffen, aus giftigen Duftsubstanzen oder Allergenen können sie enorm leiden.

starken Lymph-Follikeln kommt im Prinzip kein Schadstoff vorbei, sie zählen zu den mächtigsten Komponenten unseres Immunsystems, ragen weit in das Darmlumen hinein, also ins Innere des Dünndarmschlauchs, um Krankheitserreger aufzufangen. Das muss auch so sein, denn Giftstoffe finden ihre Angriffspunkte ja fast ausschließlich auf unserer Haut und unseren Schleimhäuten, ganz speziell in Magen und Darm. Der Darm ist letzte Abwehrbarriere. Je mehr er durch Fehlernährung geschwächt ist, desto leichter haben es Toxine, über seine Schleimhaut ins Blut und danach zerstörerisch in die Zellen einzudringen.

Die Blut-Hirn-Schranke: ein Abwehrbollwerk

Die sensibelsten und verletzlichsten Gewebe in unserem Körper sind die winzigen Zellkerne in unseren rund 70 Billionen Körperzellen, vor allem aber auch das Gehirn, das ja alle unsere Lebensvorgänge steuert. Deshalb wird unser Gehirn durch eine spezielle Barriere vor Krankheitserregern, Schad- und Giftstoffen und generell vor allen unerwünschten Substanzen geschützt. Die Zellen in unserem Körper beziehen ihre Nährsubstanzen aus der extrazellulären Flüssigkeit, in die sie eingebettet sind und in die das Blut die herantransportierten Biostoffe abgibt, wie Vitamine, Spurenelemente, Eiweiß, Kohlenhydrate, Hormone oder Enzyme. Auch wenn diese Substanzen nur über bestimmte Andockkanäle ins Innere der Zellen gelangen können, sind diese doch – im Vergleich zu Gehirnzellen – vergleichsweise zugänglich. Chemiegifte, wie zum Beispiel Methylglykol in Teppichklebern oder Ethylacetat in Aromastoffen, erreichen Körperzellen wesentlich leichter als die gut geschützten Neuronen in unserem Gehirn. Wenn eine Giftsubstanz aber ins Gehirn gelangt, richtet sie dort möglicherweise einen wesentlich größeren Schaden an als in der Zelle eines Bindegewebes.

Was wir über unser Gehirn wissen sollten
- Es besteht aus etwa 100 Milliarden Neuronen (Nervenzellen). Im Gegensatz zu Zellen von Muskeln, Knochen oder anderen Körperteilen, die einander jeweils ähneln oder die sich völlig gleichen, sind Gehirnzellen je nach Aufgabe und ihrer Position im Gehirn unterschiedlich geformt, haben unterschiedliche chemische Funktionen und Stoffwechsel.
- Diese Gehirnzellen sind in einer weitaus größeren Menge von rund einer Billion Gliazellen eingebettet. In ihnen sammeln sich Bio- und Abwehrstoffe, die das Gehirn benötigt. Gliazellen umhüllen Neuronen mit sogenannten Myelin-Schichten, die weitgehend aus hoch empfindlichen ungesättigten Fettsäuren bestehen. Sie isolieren die Gehirnzellen, die über elektrische

Impulse miteinander in Verbindung stehen, nicht anders wie bei uns zu Hause elektrische Kabel isoliert sein müssen.
- Jede Gehirnzelle kommuniziert über elektrische Signale mit praktisch dem gesamten Netz aller Nervenzellen im Körper. Neuronen sind über Dendriten miteinander verbunden, hauchfeine Ausspreizungen und Verästelungen. Bei Mangelernährung bauen sich diese ab – und damit die ganze Gehirnmasse. Wichtigste Nährstoffe sind ungesättigte Fettsäuren, zum Beispiel in Avocado, Oliven, Nüssen, Kernen, sowie Vitamin C als Immunsubstanz und Glukose als Energiespender.
- Wenn das Gefüge aus Neuronen und ihrer verbindenden Dendriten geschwächt ist, haben es Schad- und Giftstoffe leichter, zerstörerisch einzuwirken. Viele Beschwerden und Befindlichkeitsstörungen, wie Konzentrationsschwäche, Hyperaktivität (zum Beispiel bei Kindern) oder depressive Verstimmungen finden hier ihre Ursache. Lesen Sie auch darüber mehr in diesem Buch.

Damit möglichst keine Gifte ins Gehirn gelangen, sind die Zellen der Innenauskleidung der Blutgefäße im Gehirn extrem eng miteinander verschweißt und somit undurchlässig. Auch wenn der Zirkulationsstrom aus Eiweißbausteinen, Mineralstoffen oder Fettsäuren außerhalb der Gehirnneuronen äußerst betriebsam funktioniert, bleibt das Gehirn davon unberührt. Es arrangiert seinen Stoffwechsel nach ganz eigenen Schutzgesetzen. Gefahr droht allerdings von Lipiden, also von Fett- und Ölsubstanzen. Unser Gehirn besteht zu einem Großteil aus Fett, ist deshalb für Lipide besonders aufnahmefähig. Diese Substanzen schlüpfen leichter durch die Blut-Hirn-Schranke und ebenfalls durch den öligfeuchten Schutzwall der Zellschutzhüllen der Neuronen. Daraus erklärt sich, dass fettlösliche Substanzen wie Alkohol oder Nikotin sekundenschnell ins Gehirn eindringen und dort Wirkungen auslösen können. Ebenso schaffen freilich auch andere fettlösliche Toxine den Weg ins Gehirn. Diesen Umstand machen sich die findigen Erfinder und Produzenten stets neuer Umweltgifte zunutze. Die meisten hochgefährlichen Toxine sind fettlöslich. Dadurch wirken sie schneller, nicht nur im Gehirn, sondern auch in allen anderen Zellen. Im Sprachgebrauch der Umweltvergifter sind sie dementsprechend »erfolgreicher« und lassen sich besser vermarkten. Wir Verbraucher fallen dann oft nur allzu gern auf Lobpreisungen in der Werbung herein wie zum Beispiel: »Wirkt sofort« oder »Besonders rasch wirkendes Lösemittel«. Neurophysiologen an Universitätskliniken sind nach einer Autopsie immer wieder bestürzt darüber, wie giftverseucht das Gehirn verstorbener Patienten ist.

Toxine im Blut

Wenn Umweltgifte erst einmal durch Schleimhäute ins Blut gelangt sind, können sie sich beim Zirkulieren im Blutkreislauf ihre Zielzellen in Ruhe aussuchen. Weil unsere Umwelt mit Schadstoffen verseucht ist, reichen die Abwehrbarrieren unseres Immunsystems nicht mehr aus, das Blut frei von Toxinen zu halten. Im Kreislauf wimmelt es deshalb von den

Risikomolekülen für unsere Gesundheit. Besonders bedrohlich: Tenside, Weichmacher, Flammschutzmittel. Holländische Wissenschaftler haben in einem Test an erwachsenen Versuchspersonen herausgefunden, dass diese im Durchschnitt 16 solcher Umweltgifte in ihrem Blut hatten.

Weitaus gefährdeter sind Kinder. Wissenschaftler der Umweltschutzorganisation World Wildlife Fund haben entdeckt, dass Kinder wesentlich höhere Konzentrationen an chemischen Substanzen im Blut haben als ihre Eltern. In ihrem Blut befanden sich durchschnittlich 75 verschiedene Chemikalien, darunter die besonders besorgniserregenden perfluorierten Substanzen in Antihaftbeschichtungen von Töpfen und Pfannen und Oberflächenbehandlungen von Möbeln, Teppichen oder Bekleidung. Die ebenfalls extrem gefährlichen DEHP-Weichmacher aus Laminat- und PVC-Böden, Verpackungen oder Kosmetika fanden sich praktisch bei allen untersuchten Kindern im Blut. Ähnliches gilt für polychlorierte Biphenyle (PCB), die seit zehn Jahren verboten sind, aber immer noch im Grundwasser und im Erdreich schlummern.

Neugeborene Babys – bereits vergiftet

Die Environmental Working Group, weltweit bedeutende Umweltschutzorganisation in Washington (USA), hat im Blut der Nabelschnur von Neugeborenen bis zu 232 giftige Substanzen aufgespürt. Die Untersuchung wurde an fünf verschiedenen, voneinander unabhängigen Labors vorgenommen. Auch diese Laborergebnisse – und dies ist das Bestürzende daran – zeigten auf, dass längst verbotene Toxine nach wie vor unsere Umwelt belasten. Dazu zählen:

- Perchlorate aus dem Grundwasser, die die Produktion von Schilddrüsenhormonen stören.
- Furane und Dioxine in der Luft, im Erdreich und im Grundwasser. Sie bilden sich mit Vorliebe bei der Verbrennung von Plastikmüll in Verwertungsanlagen, reichern sich danach in Milchprodukten, Fleisch und Fisch an. Sie sind krebserregend, wirken hemmend auf die Synthese von Sexualhormonen.
- Perfluorierte organische Tenside (PFC, PFT) stammen aus kommunalen Klär- und auch aus Industrieanlagen, sind krebserregend und leberschädigend. Sie finden sich oft hochkonzentriert in Fischen aus Binnengewässern und in Innereien von Wildtieren.
- Bisphenol A (BPA) steckt als Giftsubstanz in nahezu allen Plastikartikeln, gilt als krebserregend und verantwortlich für Erkrankungen der Herzgefäße oder Hormondrüsen. Neuerdings auch als Ursache mentaler Störungen.
- Außerdem ist das Blut Neugeborener meist reich an den hochgiftigen Spurenelementen Blei und Quecksilber, die im Mutterleib über die Plazenta problemlos das Zellgewebe des Fötus erreichen.

Die Wissenschaftler weisen warnend darauf hin, dass sich Umweltgifte in ihrer Summierung viel verheerender auswirken, als wenn der Organismus des Kindes lediglich einem Toxin ausgesetzt ist. Die möglichen Folgen: im Verhältnis zur toxischen Belastung der Mutter ein zu kleiner Embryo oder aber ein zu schnelles, unkontrolliertes Zellwachstum. Die Blut-Hirn-Schranke ist mitunter unzureichend ausgebildet, was zu Gehirnschäden führen kann. Die Anfälligkeit gegenüber Krankheiten besteht nach der Geburt weiter, meist bis ins Erwachsenenalter hinein. Das wahre Ausmaß der Giftschäden in noch Ungeborenen oder in Neugeborenen kann zurzeit noch gar nicht prognostiziert werden.

Entgiftungslabor Leber

So sehr Immunsystem, Blut oder Gehirn unter den Alltagsgiften unserer Umwelt zu leiden haben – das Hauptopfer der Umweltverseuchung ist womöglich unsere Leber. Genetisch und von ihrer biologischen Entwicklungsgeschichte her dafür bestimmt, vorwiegend wurmstichige oder verschimmelte Lebensmittel oder auch Pflanzengifte zu entsorgen, sieht sie sich in unserer heutigen Zeit einem unvorstellbaren Dauerangriff von Schadstoffen und Toxinen aller Art ausgesetzt. Wahrscheinlich müsste man eine der Millionen Leberzellen, der Hepatozyten sein, um zu begreifen, welche Qualen dieses bemitleidenswerte Organ 24 Stunden lang am Tag erdulden muss.

Die Leber ist das größte Organ in unserem Körper, eine vielseitige Stoffwechselfabrik, wichtiges Binde- und Versorgungsglied zwischen Verdauung und Körperzellen, eine rotbraune Drüse mit einem Gewicht von rund 1,5 Kilo. Über eine mächtige Vene strömt der Leber Blut aus Magen, Darm, Bauchspeicheldrüse und Milz zu – quasi mit der unausgesprochenen Bitte, die gewaltigen Giftansammlungen im Blut irgendwie zu entsorgen, damit sie dem Körper nicht schaden können. Diese Ader ist so etwas Ähnliches wie eine Einbahnstraße von Toxinen und anderen Krankheitserregern zur Leber.

Nicht nur chemische Labortoxine werden in diesem bewundernswerten Organ neutralisiert, sondern auch Alkohol, Medikamentenwirkstoffe oder überschüssiges Eiweiß. Neben der Produktion von Hormonen und der Speicherung von Reserveglukose reichern sich in Leberzellen auch fettlösliche Substanzen an, nicht nur die Vitamine A, E und K, sondern bevorzugt auch fettlösliche Gift- und Schadstoffe, die – wenn sie wasserlöslich wären – über Nieren und Blasen aus dem Körper ausgeschwemmt würden. Nach Leberbiopsien (Gewebeentnahmen) stellen Mediziner immer wieder fest, dass Hepatozyten regelrecht von Giftstoffen strotzen, nicht nur von toxischen und hochgefährlichen Metallen wie Arsen, Quecksilber oder Blei, sondern auch von Hunderten von Insektiziden, Pestiziden, Fungiziden, Konservierungs- und Farbstoffen, Lösemitteln, Weichmachern und anderen Schadstoffen.

Auch die Nieren leiden mit

Die Niere, dieses einzigartige Filterorgan, wird durch die Akkumulation von Giftstoffen im Blut extrem belastet. Die Nieren wiegen rund 160 Gramm, sind etwa 10 Zentimeter lang und 7 Zentimeter breit und – ähnlich wie die Leber – wegen ihres starken Blutandrangs dunkelrot gefärbt. Im System ihrer rund zwei Millionen Nephronen filtern sie das Blut, geben ihm dabei nützliche Stoffe zurück und scheiden Schad- und Giftstoffe aus. Im Laufe von 24 Stunden durchströmt unser gesamtes Blut die Nierenfilterchen 500 bis 600 Mal, insgesamt 700 bis 800 Liter Blut. Zusammen mit Substanzen, die der Körper nicht benötigt oder die ihm schaden können, scheiden die Nieren täglich etwa 1,5 Liter Harn über die Blase aus.

Das Organ ist extrem empfindlich und verletzlich, dabei rund um die Uhr im Dauereinsatz. Weil es von seiner Funktion her darauf programmiert ist, Schadstoffe auszusieben, nimmt es zwangsläufig einen Großteil aller im Blut zirkulierenden Gifte auf. Kaum ein anderes Organ im Körper ist solchen Risiken ausgesetzt wie die Nieren, insbesondere in Bezug auf Umwelttoxine. Ein vermeintlich giftarmes Milieu im Blut kann bedeuten, dass die entsprechenden Toxine nicht länger zirkulieren, sondern sich im Nierengewebe anreichern. Naturfremde Stoffe werden von Wissenschaftlern als Xenobiotics bezeichnet.

Xenobiotics –
die heimlichen Krankmacher

Alle Lebewesen – und dementsprechend auch wir Menschen – sind ständig Substanzen ausgesetzt, die sie nicht verwerten können, die aber die Gesundheit bedrohen, wenn sie sich in Zellen anreichern. Sie werden als Xenobiotics bezeichnet und in vier Kategorien eingeteilt:

- Natürliche Substanzen, die sich, wenn sie in exzessiven Konzentrationen vorkommen, metabolisch umstrukturieren (zum Beispiel von Nitraten zu krebserregenden Nitriten bzw. Nitrosaminen).
- Giftige Pilze, wie zum Beispiel Schimmelpilze.
- Stoffe, die Luft und Wasser verschmutzen und sich aus organischen und anorganischen Stoffen zusammensetzen.
- Die größte und bedrohlichste Kategorie bilden Medikamente, Agrargifte, Zusatzstoffe zu Lebensmitteln, Schwermetalle, Toxine in Kunststoffartikeln sowie industrielle und Haushaltsprodukte, die Chemikalien, wie zum Beispiel Lösungsmittel, enthalten.

Wir nehmen diese Xenobiotics über die Haut, durch Verdauung und durch Einatmen auf. Die gesundheitsschädlichen Moleküle können sich im Gewebe anreichern, wo sie für oft sehr lange Zeit gespeichert bleiben und sich mit anderen, neu hinzukommenden Toxinen verbinden, so etwa mit den Wirkstoffen aus Arzneimitteln. Die meisten Xenobiotics sind fettlöslich oder weiche organische Säuren bzw. basische Stoffe, die vom Organismus nicht ohne weiteres ausgeschieden werden können. Xenobiotics sind die Gefahr der kommenden Jahrzehnte, mehr und mehr richtet sich das Interesse der Umweltwissenschaftler auf diese Substanzen, von denen nahezu täglich neue Bedrohungspotenziale ausgehen.

So breiten sich Xenobiotics in unserem Körper aus

In unserem Darm und unserem Gewebe finden die kleinen feindlichen Partikel verschiedene Zugangswege ins Blut und zu den Zellen, wo sie schließlich den größten Schaden anrichten:

- Sie lassen sich huckepack von Biostoffen, wie zum Beispiel Kalzium, durch die Darmschleimhaut transportieren.
- Sie schlüpfen durch mikroskopisch winzige Poren der Zellwände ins große Innere der Zellen, in das sogenannte Zytoplasma.
- Sie nutzen die Transportwege der Lymphflüssigkeit im ganzen Körper.
- Sie überlassen sich dem Flüssigkeitsstrom der Natrium-Kalium-Pumpe, die Nährstoffe aus der extrazellulären Flüssigkeit in Körperzellen presst.

Als besonders bedrohlich werden neuerdings Xenobiotics eingestuft, die wir über die Atemluft aufnehmen. Unsere Immunmechanismen im Atmungstrakt sind genetisch auf die Bekämpfung von Mikroben programmiert, wie sie vor vielen tausend Jahren schon Menschen bedroht haben. Gegen die modernen Chemiegifte, die uns auf weitaus heimtücki-

Kaum noch abbaubar

- Natürlich hat die Natur Vorsorge dafür getragen, dass lebensfeindliche Substanzen in unserem Gewebe neutralisiert und abgebaut werden können. Dafür sorgen spezielle Entgiftungsenzyme.
- Zu ihnen zählen Abwehrstoffe wie die Cytochrom P450-Oxidasen und andere Enzyme. Der Abbau der Xenobiotics erfolgt in drei Phasen.
- In Phase I werden die Giftstoffe oxidiert, also unter Einwirkung von Sauerstoff verändert. In Phase II werden sie konjugiert, das heißt in ihrer Molekülstruktur aufgelöst, und dem Molekül werden wasserlösliche Atomgruppen angeheftet. Die nun wasserlöslichen Xenobiotics können jetzt aus den Zellen herausgepumpt, weiter abgebaut und am Ende entsorgt werden.
- Für die Ökologie und eine gesunde Umwelt sind diese Degradationsprozesse unendlich wichtig. Doch gegen die Anhäufung Zehntausender neuer Toxine, die untereinander wiederum kommunizieren und neue, unbekannte Giftgefahren heraufbeschwören, sind die natürlichen Abbauenzyme machtlos. So werden Xenobiotics mehr und mehr zur bedeutenden Herausforderung des internationalen Umweltschutzes.

schere Art angreifen als organische Mikroben, haben sie kein Gegenmittel.

Zahlreiche Substanzen entstehen auf natürliche und weitgehend harmlose Weise in der Natur, können aber im Organismus von Lebewesen zu tückischen Giften transformiert werden. Dies gilt etwa für Fische, die im Bereich menschlicher Abwässer oder Kläranlagen leben. Besonders bedrohlich sind Antibiotika, deren chemische Molekülstruktur von pflanzlichen Stoffen abgeleitet wurde und die in unserem Körper deshalb als solche wahrgenommen werden. Es wird zunehmend schwieriger, solche Xenobiotics wirkungsvoll zu bekämpfen.

Jung und Alt, Stadt und Land: Toxine allüberall

In einer ganzen Reihe groß angelegter Untersuchungen hat der World Wildlife Fund (WWF) herausgefunden, dass ausnahmslos alle Menschen in Europa mit Umweltgiften kontaminiert sind. Betroffen sind alle Generationen: Kinder, Eltern, Großeltern. Sie sind auch gleichermaßen mit denselben Toxinen belastet, so zum Beispiel mit Pestiziden (Leben tötende Pflanzenschutz- und Schädlingsbekämpfungsmittel), PCBs (Polychlorierte Biphenyle, dies sind krebserregende Chlorverbindungen, die seit 2001 weltweit verboten sind), Phthalate (Weichmacher in Kunststoffprodukten) oder chemischen Beschichtungsstoffen auf Pfannen, Textilien oder Verpackungsmaterial.

Alle Generationen gleichermaßen betroffen

Interessanterweise ist es keineswegs so, dass sich Umwelttoxine mit zunehmendem Alter im Körper anreichern. Dass also ältere oder alte Menschen besonders belastet sind. Kinder sind vor allem durch neuere Toxine und höhere Konzentrationen belastet als ihre Eltern oder Großeltern. Zu diesen neuen Giftstoffen zählen insbesondere perfluorinierte Chemikalien in der Beschichtung und Außenbehandlung von Pfannen, Töpfen, Teppichen, Textilien und Schuhen sowie durch Bromverbindungen als Flamm- und Verbrennungsschutz in Sitzmöbeln, Tapeten, Textilien oder Elektrogeräten. Hier zeigt sich, wie hilflos Behörden im Umgang mit Giften sind. Gesetzlich wird vorgeschrieben, dass bestimmte Gebrauchsgüter unbrennbar sein müssen – doch die verarbeiteten Flammschutzmittel bedrohen unsere Gesundheit auf ganz andere Weise in hohem Maß. Gegenstände des täglichen Gebrauchs verseuchen junge und ältere Menschen gleichermaßen, dies belegen die Untersuchungen des WWF:

- 57 Prozent der Personen, die mit chemischen Flammschutzmitteln belastet waren, waren Kinder.
- Fluorinierte Chemiegifte in fast allen Kühlschränken und Klimaanlagen reichern sich in jeder Stunde und Minute des Tages ehrgeizig im Fettgewebe an, zu 82 Prozent im Gewebe der Versuchspersonen.
- Perfluoroctansäure (PFOA) wurde bei einem Drittel der untersuchten Kinder entdeckt. Enthalten ist PFOA vor allem in schmutz- und wasserabstoßenden Materialien wie Textilien, das Laborgift reichert sich im Körper an und kann nur noch schwer ausgeschieden werden. In vielen Regionen Deutschlands ist es im Grundwasser hoch konzentriert.

Wo immer wir gehen und stehen – den Giften können wir nicht oder kaum entrinnen, ganz egal wie wir uns ernähren, oder mit welchen Produkten wir uns daheim umgeben. Die bestürzende Erkenntnis: Wir wiederholen heute dieselben Fehler wie vor Jahrzehnten, als Toxine wie DDT oder PCB viel zu spät als extrem gefährlich eingestuft und anschließend verboten wurden.

Bestürzende Zahlen
- Unsere Umwelt wird durch immer mehr Giftstoffe belastet. Waren es im Jahr 1930 noch eine Million Tonnen chemische Schadstoffe und Toxine, stiegen die Werte auf heute 400 Millionen Tonnen.
- In ihren Schadstoffregistern hat die Europäische Union (EU) inzwischen 100 000 verschiedene Substanzen aufgelistet.
- Diese naturfremden Chemieprodukte, die Xenobiotics, entweichen aus einer Vielzahl von Produkten unserer häuslichen und beruflichen Umgebung. Nahezu alles, was wir essen, berühren oder einatmen, ist verseucht.
- Von früh bis spät sind wir Chemikalien ausgesetzt, die von Industrie, Landwirtschaft oder anderen Quellen unmittelbar an unsere Umgebung abgegeben werden, so etwa von Autos oder Lkws, Müllverbrennungsanlagen oder Tabakqualm.
- Viele Chemiegifte dringen auf direktem Weg in unseren Organismus ein, so zum Beispiel Kosmetika über die Haut, Aroma- oder Konservierungsstoffe über Lebensmittel und deren Verpackung oder Giftsubstanzen in Spielzeug über Speichel und Mundschleimhaut von Babys und Kleinkindern.
- Die EU gibt inzwischen zu, dass 99 Prozent der Gesamtmenge an Laborgiften unzureichend reguliert sind. Über nahezu ein Viertel von ihnen gibt es überhaupt keine wissenschaftlichen Daten.
- Bestimmte nervenschädigende Gifte, wie deca-BDE

in Autos, Elektroartikeln, Polstermöbeln oder Kunststoffen, die in der Baubranche Verwendung finden, werden neuerdings in der höchsten je entdeckten Konzentration festgestellt. Ähnliches gilt für besonders aggressive Toxine wie TBBPA (wird als Beschichtungsmaterial in der Autoindustrie und als Beigabe zu Flammschutzmitteln verwendet) und HBCD (in Kunststoffschaum und Polstermöbeln), das neuerdings überhaupt erstmals in menschlichem Blut nachgewiesen wurde.
- Der WWF wies in seinen Studien nach, dass viele Umweltgifte, die von der Industrie als harmlos eingestuft und angepriesen werden, nicht weniger gefährlich sind als die früher verwendeten hochgiftigen und inzwischen verbotenen Chemikalien DDT und PCB.

Landleben: Nicht gesünder als in der Stadt

Viele Zeitgenossen befinden sich in dem Irrglauben, auf dem Land sei das Leben bezüglich Umweltgiften gesünder als in Städten. Die WWF-Studien haben dies widerlegt und ergeben, dass Familienmitglieder auf dem Land insgesamt eher mehr belastet sind. Zwar reichern Personen im Zentrum größerer Städte mehr unterschiedliche Chemikalien an, doch deren Konzentrationen in Blut und Gewebe sind niedriger als bei Menschen in ländlichen Gebieten. Kinder auf abgelegenen Bauernhöfen haben höhere Werte bestimmter Umweltgifte im Blut als Mädchen oder Jungen im vergleichbaren Alter in Vororten oder in Städten.

Wir können der Vergiftung nicht entrinnen, egal ob wir in Städten oder in der scheinbar intakten Welt aus Wäldern, Wiesen und Feldern leben. Der WWF enthüllt, dass viele Landkinder höher mit Pestiziden, Herbiziden, Insektiziden und PCB belastet sind als Gleichaltrige in großen Gemeinden. Der Grund: verseuchte Ackerböden, die auf Jahrzehnte oder für alle Zeiten chemische Laborgifte speichern und ausdünsten. Die Alarmglocken schrillen: Es wird höchste Zeit, dass die zunehmende Vergiftung unserer Umwelt gestoppt wird – vor allem zum Wohle unserer Kinder und zukünftiger Generationen.

Das große Geschäft mit Gift- und Schadstoffen

Wir leben in einer nur scheinbar heilen Welt: Häuschen mit Vorgarten, liebevoll eingerichtete Kinderzimmer, Mami geht im Bioladen einkaufen – sie will ja stets nur das Gesündeste für ihre Kinder. Doch die Idylle trügt, die Gefahren lauern überall:

- Xenobiotics bedrängen unseren Stoffwechsel, unsere Zellen.
- Die Vertriebsstrategen aus Wirtschaft und Industrie kämpfen mit allen Mitteln um die guten Regalplätze von Supermärkten, Drogerieketten oder Baumärkten.
- Gift und Schadstoffe sind ihre besten Verbündeten, wo immer es darum geht, Umsätze zu steigern.

Weltweit gibt es eine gigantische Produktionsmaschinerie für Toxine, vornehmlich in China und anderen asiatischen Ländern, aber auch in den USA (vertreten durch den Giftmoloch Monsanto) und sogar in Deutschland, mit dem Chemiekonzern BASF. Jahr für Jahr und Tag für Tag entwickeln mehr als 200 000 internationale Unternehmen Duft-, Farb- und Geschmacksstoffe, die raffiniert auf unsere Sinnesrezeptoren einwirken. Sie gelangen zu Penny-Preisen in Schiffscontainern zum Beispiel aus Asien zu uns und werden von Produktherstellern Kosmetika, Puddings oder Wandfarben untergemischt. Längst sind diese Produzenten abhängig von der verlockenden Billigware. »Wer nicht mit China-Tricks Produkte aufpeppt, hat auf dem Markt keine Chance«, heißt es. Was eigentlich unvorstellbar ist: Aus einer Entfernung von etlichen Tausenden Kilometern beherrschen die asiatischen Gaukler und Magier der Toxinlabore unsere Sinnesnerven, machen uns zu Sklaven ihrer Verführungskünste.

Die Profitstrategen der Konsumwirtschaft machen es sich einfach, sie gucken die Mechanismen einfach Pflanzen und Tieren ab. Rosen und andere Blumen leuchten in herrlichen Farben, verschicken betörende Düfte, locken auf diese Weise Insekten an. Beeren und andere Früchte entwickeln unwiderstehliche Geschmackskompositionen, Vögel spreizen auf Partnersuche ihr hübschestes Federkleid aus. Für Verlockungen über Sinneseindrücke sind auch wir Menschen genetisch empfänglich, durch unseren Seh-, Geschmacks- und Riechsinn. Lediglich der Tast- und der Hörsinn lassen sich von den Profithaien der Nahrungsmittelindustrie nicht zu Vertriebszwecken missbrauchen.

Wie gewinnt man Käufer und Konsumenten? Nach den Axiomen der Werbewirtschaft erfolgt dies über drei Mechanismen:

- Düfte. Sie sind eine Urform der Verführung. Ohne Pheromone, die Duftstoffe, gäbe es kein Leben auf der Erde. Düfte repräsentieren den Zauber der Wahrnehmung und Verlockung, selbst – oder gerade – bei geschlossenen Augen. Weil natürliche Duftstoffe meist nicht ausreichen, um Leute zu Konsumsklaven zu machen, wird im Chemielabor fleißig getüftelt und nachgebessert.
- Geschmack. Die Verführer haben es auf rund 20 000 Ge-

schmacksknospen auf unserer Zunge, der Gaumenschleimhaut, dem oberen Teil der Speiseröhre und dem Kehldeckel im Rachen abgesehen. Genau von diesen Papillen wird zum Teil unser Einkaufsverhalten gesteuert. Was hübsch aussieht, gut schmeckt und riecht, wird gekauft. Die Giftspezialisten in den internationalen Lebensmittelkonzernen wissen dies nur zu genau.
- Aussehen. Unser Auge ist genetisch darauf getrimmt, am Schönen zu haften und das weniger Anmutige zu übersehen. Dieses Prinzip stammt aus Jahrmillionen biologischer Evolution. Farben locken: Von zwei Gläsern Erdbeermarmelade im Supermarktregal – dies wissen die Statistiker genau – wird fast immer die farblich leuchtendere ausgewählt.

Über diese drei Sinne werden wir zu willigen Opfern der Vertriebsstrategen. Ohne es zu wissen, werden wir manipuliert. Düfte, Geschmack und Aussehen sind dabei oft lediglich Synonym für Chemietoxine. Davon profitiert eine ganze Massenindustrie, die sich der Verführung widmet und uns unsere genetische Unschuld raubt – nämlich die Hersteller künstlicher Locksubstanzen.

Was alles in unseren Lebensmitteln steckt

»Unsere Geschmacksessenz schmeckt und riecht 2000 Mal stärker nach Apfel als andere Fruchtaromen« – so brüstet sich der Produzent Xiàn Yinergy Sci-Tech Development aus Shanxi, einer Provinz im Norden Chinas. Da kann die Natur natürlich nicht mithalten. Der Ehrgeiz chinesischer und indischer Laborentwickler zielt darauf, Lebensmittel attraktiver zu machen. Ein Apfel soll demnach nicht nur gut riechen, er soll auch duften. Omas gute alte Himbeermarmelade hätte auf dem Weltmarkt kaum eine Chance, weil sie eher eine bräunlich-rote Farbe aufweist und nicht intensiv genug nach Himbeeren schmeckt und duftet. Da muss man schon ein bisschen nachhelfen. Rot ist schließlich Lockfarbe Nr. 1, im Supermarkt muss die Marmelade schon von weitem im Glas leuchten. Daheim, wo die Familie am Frühstückstisch sitzt, heißt es dann: »Herrlich, wie diese Marmelade nach reifen Beeren schmeckt und einen wundervollen Duft ausströmt. Wie frisch aus dem Obstgarten!«

Wie mit Düften gezaubert und getrickst wird

In Deutschland gibt es einen Verband der Riechstoffhersteller, der Publikumsinformationen herausgibt. Darin heißt es, dass die auf Riechstoffe zurückzuführenden allergischen Reaktionen in der Bevölkerung seit fünf Jahren deutlich zurückgegangen sind: »Die überwiegende Mehrheit der Bevölkerung verträgt diese Stoffe. Da die Allergene deklariert werden, haben die Betroffenen die Möglichkeit, diese Substanzen zu meiden oder auf duftstofffreie Produkte auszuweichen.« Mit anderen Worten: Wer allergisch reagiert, ist selbst schuld. Gleichzeitig gibt der Verband freilich zu, dass synergistische Effekte – also das Zusammenwirken verschiedener Substanzen – in der Regel nicht untersucht werden.

Zwar gibt es in Deutschland laut Umweltbundesamt rund eine halbe Million Duftstoffallergiker, doch werden nur 26 Duftstoffe als besonders stark allergieauslösend eingestuft.

Alle Verlautbarungen dieser Art verniedlichen die Gefahren, denen unsere Gesundheit durch Aromastoffe ausgesetzt ist. Sie beziehen sich fast immer nur auf Einzelbewertungen, vermitteln aber keine globale Analyse der Gesamtbedrohung. Die fünf entscheidenden Kriterien werden kaum beachtet:

- Auf das Ausmaß der Bedrohung durch Duftstoffe, so etwa in Lebensmitteln, haben deutsche Verbände keinen Einfluss. Die Gefahr entsteht in den Projektzentren vorwiegend asiatischer Giftlabors, von denen wiederum weltweit alle Lebensmittelgroßkonzerne mehr oder weniger abhängig sind.
- Experten schätzen, dass durch den Duftgiftexport weltweit jährlich mehr als 13 Milliarden US-Dollar umgesetzt werden und dass duftstoffangereicherte Lebensmittel mehr als 82 Prozent des Gesamtmarktes beherrschen.
- Aroma ist inzwischen eine volkswirtschaftliche Wertziffer, bei uns ebenso wie bei den Herstellern in China. Ein Volkswirtschaftler drückt es ganz banal so aus: »Ohne die Lebensmittelduftstoffe aus China könnten viele Supermärkte schließen. Dann gäbe es wieder überall Tante-Emma-Läden.« Was so unrecht vielleicht gar nicht wäre.
- Das Verheerende an der Vergiftung mit Riechstoffen aller Art ist jedoch die zunehmende Abwendung vom Naturprodukt. Schon unsere Kinder werden daran gewöhnt, dass Vanillepudding nach Vanille duften muss, Bananenmilch nach Bananen oder Hähnchenschlegel nach Grillhähnchen. Die Natur allein erfüllt diese Anforderungen oft nicht. So kommt es dazu, dass sich bei einer durchschnittlichen Mahlzeit Hunderte synthetischer oder halbsynthe-

tischer Duftstoffe mit Geschmacksverstärkern und Farbstoffen verbünden, um uns zu verführen und gleichzeitig unserer Gesundheit den Garaus zu machen.

Weder die Deutsche Gesellschaft für Ernährung noch das Bundesamt für Risikobewertung, das Umweltbundesamt oder andere staatliche oder halbstaatliche Behörden haben uns bislang über die Dimension der Gefährdung in ihrer physiologischen und wirtschaftlichen Verknüpfung ausreichend aufgeklärt.

> **Logistik im Giftprozess**
> - Der exzessive Einsatz von Food Fragrances im Lebensmittelkonsum geht Hand in Hand einher mit der Totalvergiftung von Obst, Gemüse und anderen Produkten aus dem Massenanbau.
> - Erdbeeren, Tomaten oder Pflaumen synthetisieren ihre Farben Rot, Gelb, Blau oder Orange erst im Spätstadium ihrer Reifezeit, oft erst in den letzten Tagen oder gar Stunden. Dann reichern sie auch ihre Nährstoffe an, Vitamine, Enzyme, Hormone etc.
> - Die Hersteller sind von dieser Laune der Natur gar nicht so recht begeistert. Sie bauen ihre Produkte nicht selten in gigantischen Treibhäusern an, wo Samen und Sprösslinge mit chemischem Dünger in dampfgefüllter Saunaatmosphäre unter hohem Einsatz von Pestiziden und Wachstumsbeschleunigern gezüchtet werden. In diesem Milieu gedeihen natürlich auch Ungeziefer und Schädlinge aller Art, Käfer,

Keime, Pilze etc. Damit die nicht überhand nehmen, werden dem Sprühwasser in enormen Quantitäten Herbizide, Fungizide oder Insektizide beigemengt.
- Was da am Ende in die Verpackungskartons kommt, ist bereits giftig genug, wäre da nicht die Vertriebs- und Transportlogistik. Weil die Ware oft tagelang unterwegs ist und auf dem Weg zum Verbraucher zwischengelagert werden muss, wird noch vor der Endreifung geerntet. Zu diesem Zeitpunkt schmeckt und riecht so eine andalusische Tomate nur nach Wasser. Sie enthält auch kaum Vitamine. Folsäure, Vitamine B2 und B6 oder Vitamin C dümpeln um die Nullmarke herum. Von gesundem Gemüse kann da keine Rede sein. Das Verhältnis von Toxinen zu Biostoffen steht – nach Wasserentzug – bei etwa 50 zu 50.
- Da freut sich natürlich die internationale Duftstoff- und Geschmacksverstärkerlobby, der wir es überhaupt erst verdanken, dass viele Supermarktprodukte so verführerisch riechen und erntefrisch schmecken. Zum Giftbestand von Tomaten und anderen Food-Produkten gesellen sich nun noch die lebensfeindlichen Laborsubstanzen.

In der Provinz Hebei klingeln die Kassen

In der Provinz Hebei in Nordchina leben rund 70 Millionen Menschen, hier existierte vor 450 000 Jahren der sagenumwobene Peking-Mensch, wahrscheinlich der älteste Urahn von uns heutigen Zeitgenossen. Heute reisen hier gerne die Duftstoffeinkäufer an, um sich nach neuen Chemietoxinen zu er-

Riechstoffe aus dem Labor

Sie werden unter den Bezeichnungen »Food Fragrance«, »Aroma Chemicals« oder »Food Flavor« feilgeboten. Im Angebot sind Zehntausende Produkte, die sich im Wesentlichen auf bewährte chemische Grundformeln zurückführen lassen:

Chemische Formel	Duft- oder Gewürzkomponente
Dimethylsulfid	Kohl, Tomaten, Gemüse
2-Methyl-3-mercaptofuran	Kaffee, Fleisch
1-Octen-3-ol	Pilze, Kräuter
3-Methylthio-Hexanol	Knoblauch, Gemüse
Furanone	Süßigkeiten, Früchte, Karamell
2-Methyl-heptanoic-Säure	Fett und Gewürze
Alpha-Methyl-beta-hydroxypropyl-alpha-methyl-beta-mercaptopropyl-sulfid	Fleischsuppe
2-Pentyl-thiophene	Erdbeeren, Früchte
Tetrahydrothiophen-3-one	Nüsse, Fleisch, Knoblauch, Zwiebeln
2-Methyl-2-pentenoin-Säure	Erdbeeren

Chemische Formel	Duft- oder Gewürzkomponente
2,3-Dietylpyrazin	Tiefgefrorenes, Süßigkeiten, Getränke
2,3-Pentanedion	Getränke, Backwaren, Süßwaren
2,3,5-Trimethylpyrazin	Käse, Fleisch, Tabak, Gebratenes
Ethyllaktat	Früchte, Weinaroma
2,3-Dimethylpyrazin	Gefrierkost, Süßwaren, Süßgetränke
2-Mercapto-Aceton	Grillhähnchen, Fleischgeschmack
Isoamyl-Acetat	Bananen
Furanone	Hackfleischprodukte
3-Methylthio-butanal	Soßen, salziges Gemüse
5H-5Methyl-6,7-Dihydrocylopentapyrazin	geröstete Erdnüsse
Methyl-vanillat	Röstkaffee
3-Mercapto-2-butanone	Kastanien, Fleisch
Diallyl-disulfid	Knoblauch
2,4,6-Triisobutyl-5,6-Dihydro-4H-1,3,5-dithiazin	Tintenfisch, Sesam
Vanillin-Isobutyrat	Vanille, Cremespeisen, Kakao, Kokosnuss
Allyl-Isothiocyanat	Senf

kundigen, mit denen sich die Bevölkerung im Westen verführen lassen könnte. Hebei, mit seinen Städten Shijiazhuang, Tangshan, Chengde oder anderen, ist die Heimat der findigen Lebensmittelveredler. In rund 44 570 kleinsten, kleinen und größeren Betrieben wird Tag und Nacht an Duft- und Geschmacksstoffen gefeilt, mit denen sich Ess- und Trinkbares noch besser und schneller unter die Leute bringen lässt – ganz egal, ob in Europa, den USA, Afrika oder Südamerika.

In manchen Unternehmen geben sich die Einkäufer großer Lebensmittelkonzerne die Klinke in die Hand. Hebei-Produkte sind deshalb so beliebt, weil sie billig sind. Mit einem US-Dollar kann man schon dafür sorgen, dass es in einem Großstadtrestaurant Tag für Tag herrlich nach Knoblauch riecht, obwohl hier weder echte Knoblauchzehen noch -pulver verarbeitet werden.

Natur wird kaum noch gebraucht

Die oben angeführte Liste an Riech- und Geschmacksstoffen könnte man nach Belieben fortsetzen. Denn die menschliche Labortechnik ist der Natur bereits überlegen. Ein Manko der Schöpfung ist es, dass sie ihre selbst synthetisierten Pheromone nicht zu jeder Stunde in derselben Reinheitskonzentration hervorbringt. Was sie an Duftstoffen produziert, schwankt in Quantität und Qualität. Natürliche Aromastoffe sind dementsprechend in der Lebensmittelindustrie gar nicht so begehrt. Einkäufer der großen Supermarktketten und letztlich auch der Konsument daheim am Küchentisch verlangen stets gleichbleibende, absolut verlässliche Riechstoffwerte. Es darf nicht sein, dass Ananas-Konfitüre aus dem

Edeka-Regal weniger gut schmeckt und riecht als jene, die man bei Penny, Norma oder Aldi in den Einkaufswagen legt. Mit diesem Umstand fügt sich ein weiterer Baustein in den zunehmenden Vergiftungsprozess durch Umweltgifte. Denn chemisch-synthetische Aromastoffe sind ungesünder als ihre Molekülvorbilder aus der Natur.

Das Wunder Pheromone

Bei aller Betroffenheit über den Ansturm chemischer Toxine auf unsere Gesundheit sollten wir uns vor Augen halten, dass wir letztlich auch willige Opfer sind. Die Laborhexer der Lebensmittel-, Kosmetik-, Waschmittel- oder Farbindustrie nutzen ganz pragmatisch Mechanismen der Natur für Profitzwecke. Das Pheromon-Molekül ist seit undenklichen Zeiten Mittel der Verlockung, Instrument für Ernährung und Fortpflanzung, wird von den Vertriebs- und Werbehaien der Lebensmittelbranche als willkommenes Werkzeug der Geldmaschinerie missbraucht.

Die Sinnesempfindung von Gerüchen wird von Wissenschaftlern als olfaktorische Wahrnehmung bezeichnet. Im Gegensatz zum Geschmackssinn, der genetisch für die Ernährung zuständig ist, hat der Geruchssinn eine andere, höhere Bedeutung. Die Sinnesnerven sitzen weitgehend in der Nasenschleimhaut, sie registrieren Geruchsmoleküle und verknüpfen sie über Signalwege im Gehirn an Rezeptoren, die Emotionen hervorrufen. Pheromone greifen auf diese Weise tief in unsere Gefühlswelt ein.

Duftstoffe aus der Retorte

- In Molekülen binden sich Atome nach unterschiedlichen Gesetzen. Sie verknüpfen sich in ihrer Konstitution auf bestimmte Art. Sie ordnen sich in ihrer Konformation räumlich an, stehen in bestimmten Bindungswinkeln zueinander und fügen sich in unterschiedlicher Konfiguration zusammen. Auf diese Weise entwickelt die Natur eine Vielfalt von Spielmöglichkeiten, um Moleküle aller Art zu produzieren.
- Im Labor lassen sich zwar die relativ simpel gestalteten Duftstoffmoleküle in ihrer Zusammensetzung von Atomen gut nachbilden, nicht so aber in ihrer räumlichen Ausspreizung. So sind etwa synthetisch hergestellte Vitamin E-Moleküle alle wie geklont, unter dem Mikroskop des Laborchemikers sehen sie identisch aus. Hingegen hat es seit Bestehen der Erde vor Milliarden Jahren noch nie zwei natürliche Vitamin E-Moleküle in vollkommener Identität gegeben.
- Chemisch-synthetische Vitamin E-Moleküle haben oft nur den zwanzigsten Teil der Wirkkraft natürlicher Moleküle. Ähnliches gilt für Duftpheromone aus den Laborküchen. Die Lebensmittelindustrie hilft sich dadurch, dass sie Eiskrem, Apfelsaft, Gemüsesuppen, Grillhähnchen-Marinade, Shrimp-Suppen, Süßwaren, Himbeermarmelade oder Soßen, Dips und Dressings für Großküchen mit der zehn-, zwanzig- oder noch höheren Menge an Kunstdüften anreichert. Damit das Lebensmittel dann auch wirklich nach was schmeckt und auch gern gekauft wird.

- Untersuchungen auf Toxingefahr von Duftstoffen sind etwa so beweiskräftig, als wenn man am Strand von Rimini ein Sandkorn auf Toxine untersucht, aber alle anderen Sandkörner ungeprüft lässt. Kein Mensch weiß bislang, auf welche Weise sich Retorten-Pheromone aus zahllosen Lebensmitteln gegenseitig zu neuem Gefahrenpotenzial aufbauen. Viele Befindlichkeitsstörungen, Allergien, Beschwerden oder Krankheiten, die durch den exzessiven Dauergenuss von naturfremden Riech-, Geschmacks- und Farbstoffen entstehen, zeigen sich erst nach Wochen, Monaten oder gar Jahren.

Das Mysterium des Riechens

Eine männliche Seidenmotte verfügt in ihren gefransten Antennen über rund 20 000 Rezeptorzellen für die Aufnahme des weiblichen Sex-Pheromons Bombykol, eines komplexen Alkohol-Moleküls. Die männliche Motte kann aus einer Masse an Luftgasen von rund 100 Billiarden Bombykol-Molekülen ein einzelnes herausschnuppern. Sie sucht dann im flatternden Zickzackkurs, oft über eine Entfernung von mehr als zwei Kilometern, nach dem Verlockungsmolekül.

In unseren Nasen sitzen die olfaktorischen Sinnesrezeptoren in sehr dünnen, feinen Schleimhäuten. Es sind – im Gegensatz zu Geschmacksknospen – reine Neuronen, ihre äußere Struktur ist in sogenannten Mikrovilli aufgefächert, winzigen Verzweigungen und Verästelungen, die dazu dienen, dass das Geruchsneuron mehr Atemluft auf die Konzentration von Duftstoffen prüfen kann. Das innere Ende

Wie Geruchsrezeptoren funktionieren

- Die dreidimensionalen Riechstoffmoleküle gelangen über das Einatmen an ein bestimmtes Rezeptormolekül und über diesen Landeplatz in die Rezeptorzelle. Die Labortüftler der Lebensmittelindustrie kennen diesen Vorgang nur zu genau. Sie wissen, dass eine Substanz nicht länger nach Minze, sondern fortan nach Wasserkresse duftet, wenn man dem Molekül lediglich eine sogenannte Methyl-Gruppe hinzufügt. »Für uns wäre es kein Problem, Hähnchenleber nach Erdbeeren oder Erdbeeren nach Hähnchenleber duften zu lassen«, so brüsten sie sich.

- Die Duftsubstanz, die an ihrem Rezeptor gelandet ist, erweckt innerhalb Hundertstelsekunden eine ganze Armee sogenannter G-Proteine zum Leben, die wiederum in einer Art Schneeballsystem bestimmte Enzyme (die Adenyl-Cyclase) und Millionen von Helfermolekülen rekrutieren, die cAMPs (cyklisches Adenosinmonophosphat). Die cAMPs sind eine Erfindung der Natur, um Stoffwechselvorgänge zu beschleunigen.

- Als Folge dieser Reaktionen werden Signalreize ins Gehirn versandt, wo die Information verarbeitet wird und – ganz im Sinne der Lebensmittelverführer – die Verlockung einsetzt. Dann kann zum Beispiel ein pikant gewürzter, gegrillter Hähnchenschlegel so verführerisch duften, dass man unbedingt hineinbeißen muss.

des Neurons ist ein Axon, ein faserartiger Fortsatz, der Signalreize zum Gehirn weiterleitet. Unsere olfaktorischen Neuronen sind bereits weitgehend Sklaven der Lebensmittelindustrie. Was wir essen, soll auch gut duften – sonst wird es nicht gekauft.

Während Duftstoffe in Wasch- und Reinigungsmitteln, Kosmetika oder Lösungsmitteln Haut, Schleimhäute oder Atemwege direkt angreifen, wirken sie in Lebensmitteln als Instrument der Verführung. Unsere Überwachungs- und Aufklärungsbehörden widmen ihnen deshalb relativ wenig Raum. Auf welche Weise sich etwa der Riechstoff in einem Birnenkompott mit jenem in einem nach Zitrone duftenden Toiletten-Spray verbündet und in seinem toxischen Potenzial multipliziert, ist nicht bekannt.

Die meisten Aromastoffe ahmen natürliche Düfte nach, viele von ihnen basieren auf denselben oder ähnlichen chemischen Grundformeln wie Terpenen, Estern oder Aldehyden. Sie werden besonders häufig verwendet, um »der Natur auf die Sprünge zu helfen«, wie es ein Lebensmittelchemiker ausdrückte. Sie werden also mit Vorliebe eingesetzt, wenn Duftstoffe im Ausgangsprodukt nicht ausreichen, um dem Lebensmittel sein Aroma aufzuprägen und es somit verkäuflich zu machen. Riechstoffe wirken nicht ausschließlich durch Einatmen über die Nasenschleimhaut. Sie erreichen ihre olfaktorischen Rezeptoren auch beim Essen und Kauen, wenn erwärmte Aromastoffe im Rachenraum zur Nase aufsteigen.

Gesetzlich definierte Klassen

- Natürliche Aromastoffe müssen aus natürlichen Duftstoffen der Natur hergestellt werden. Zwar können bei diesen Prozessen chemische Hilfsstoffe eingesetzt werden, die müssen allerdings anschließend abgetrennt werden.
- Naturidentische Aromastoffe müssen mit Aromastoffen identisch sein, die in der Natur vorkommen.
- Künstliche Aromen werden chemisch hergestellt, existieren also gewissermaßen nicht in natürlicher Unschuld.
- Darüber hinaus wird noch zwischen Raucharomastoffen (zum Räuchern), und Aromaextrakten (ätherischen Ölen) unterschieden.
- Etliche Aromastoffe, die etwa von Pflanzen zur Abschreckung gegen Feinde synthetisiert werden, unterliegen Beschränkungen bezüglich der verwendbaren Konzentrationen. Ist auch verständlich, pflanzliche Alkaloide und andere Substanzen können in hohen Konzentrationen giftig sein. Für bestimmte Pflanzenstoffe gibt es Beschränkungen, so zum Beispiel für Chinin, Coffein, Aloin, Hypericin oder Safrol.

Auf den Geschmack gekommen ...

... ist die Lebensmittelindustrie, seit sich herausstellt, dass Vertriebserfolge nicht nur von Duft-, sondern auch von Geschmacksknospen in Rachen und Mundraum gesteuert werden. Transportmittel für den Einsatz von Verführungsgiften sind fast immer zwei Nahrungsbestandteile:

- Salz
- Zucker

An sie heften die Produzenten ihre geschmacksbetörenden Toxine an. Salz ist chemisch Natriumchlorid, der Mineralstoff Natrium bildet – zusammen mit Kalium – in unserem Körper Billionen mikroskopisch winziger Pumpen, die Nährstoffe aus der extrazellulären Flüssigkeit (außerhalb der Zellen) in die Zellen hineinpumpen bzw. Zellmüll und Schadstoffe aus Zellen abtransportieren. Deshalb ist Natrium lebensnotwendig. Und eben deshalb sind Geschmacksknospen besonders für Salziges empfänglich.

Hauptbestandteil von Zucker ist Glukose, die kleinste Einheit der Kohlenhydrate. Glukose schmeckt süß und ist aus diesem Grund Leben spendendes Lebensmittel. Babys saugen deshalb an der Brust ihrer Mutter, weil das Kolostrum, die Muttermilch der ersten Tage, so glukosereich ist und daher so süß schmeckt. Kühe auf der Weide käuen so lange das Gras wieder, bis es mit Hilfe von Verdauungsenzymen zu Glukose zersetzt ist und deshalb süß schmeckt. Diese Eigenschaft unverzichtbarer Nahrungsmittel nutzen die Lebensmittelproduzenten als Basis für immer raffiniertere Geschmacksmischungen aus den Laborretorten. Nahezu alles, was sich in Supermärkten gut verkauft, ist entweder süß, salzig oder beides zusammen – außerdem mit irgendwelchen Geschmacksverstärkern angereichert und aufgepeppt.

Unsere Nahrung: Ein Festival der Giftstoffe

So eine Fleischbrühe muss duften, schmecken, eine schöne Farbe haben und besonders würzig sein. An der Komposition dieser Substanzen arbeiten Chemielabore oft jahrelang. Ist dann endlich die ideale Zusammensetzung gefunden, hat das Lebensmittel in den Regalen der Supermärkte keinen Gegner zu fürchten. Irgendwann hat sich die Marke im Geschmacksgedächtnis des Konsumenten etabliert. Spätestens jetzt klingeln die Kassen – nicht selten auf Kosten der Gesundheit der Verbraucher.

Das Geschäft mit Aromen und Essenzen blüht, kaum ein Produkt in den Regalen von Lidl, Rewe oder Tengelmann, das frei ist von künstlichen Zutaten. Dafür sorgen schon die Anbieter aus dem fernen Asien, die den Weltmarkt mit immer neuen Geschmacksideen verwöhnen, Essenznuancen, von denen selbst die Natur nur träumen kann. An der University of Southern California in La Jolla haben Wissenschaftler einen interessanten Versuch unternommen. Sie haben auf einer Wiese auf ihrem Campus natürlich gesüßten Vanillepudding auf einem Brettchen ausgelegt, und nur wenige Meter entfernt eine ebensolche Schale mit Vanillepudding, der hoch konzentriert mit chemischen Duft-, Geschmacks-, Farb- oder Konservierungsstoffen verseucht war. Anschließend haben sie nur noch abgewartet, wie die Ameisen auf das neue Futter reagierten. Die stürzten sich alle auf den Giftpudding, den natürlich gesüßten Pudding ließen sie links liegen. Der hat nicht so gut geschmeckt. Das Fazit der Wissenschaftler: »Wir Menschen lassen uns von den raffinierten Giftmischern ebenso leicht verführen wie die Ameisen, die ansonsten eigentlich recht intelligente Lebewesen sind.«

Aromen und Essenzen sind in der Regel wasserhell bis leicht gelblich und hitze- bzw. lagerbeständig – ein Umstand, auf den die Lebensmittelindustrie Wert legt. Mehrfruchtmarmelade eines Großkonzerns soll schließlich lange halten, nach Möglichkeit monate- oder gar jahrelang – auf jeden Fall viel länger als die liebevoll eingemachte Marmelade in Omas Einweckglas. Bedauerlich ist, dass die Würz- und Aromaattacken auf unsere Nahrungsmittel inzwischen auch den ökologischen Lebensmittelhandel erreicht haben – wohl auch eine Folge der Bioketten, die mehr und mehr marktbeherrschend werden. Dabei spielt eine Rolle, dass ein erheblicher Anteil der bei uns erhältlichen Bio- und Grundprodukte aus asiatischen Ländern stammt.

Geschmacksverstärker: Turbo unter den Zutaten

Gemüsesuppe aus der Dose oder Fleischsalat in der Klarsichtpackung soll verlockender schmecken als Selbstgemachtes und vor allem als die Produkte der Konkurrenz. Auf Vertriebskonferenzen großer Nahrungsmittelkonzerne werden immer wieder Fragen gestellt wie: »Wie ist es möglich, dass unsere Mitbewerber mehr Gulaschsuppe, Hackfleischklößchen, Wurstaufschnitt oder Barbecue-Soße verkaufen als wir?« Die Antwort mag dann lauten: »Die setzen mehr Aroma- und Farbstoffe sowie Geschmacksverstärker ihren Lebensmittel zu.« »Dann tun wir dies eben auch«, lautet das

Kommando. So dreht sich die Spirale weiter – immer in Richtung zunehmender Vergiftung unserer Nahrungsmittel.

Zu den bewährtesten Geschmacksverstärkern zählen die chemischen Abkömmlinge der Glutaminsäure, eines Eiweißbausteins. Sie sind per Lebensmittelgesetz allesamt mit E-Nummern gekennzeichnet, werden vorwiegend durch Gärungsprozesse aus Getreide, Melasse (dem sirupartigen Rückstand bei der Zuckergewinnung) oder Kartoffeln gewonnen.

- Mononatriumglutamat E 621, auch als Monosodiumglutamat oder als MSG bezeichnet, ist der internationale Star unter den Geschmacksverstärkern, die Substanz verdichtet und bereichert den Geschmack von Fisch, Fleisch und Pilzen.
- Monokaliumglutamat E 622, beliebtes Würzmittel für Fertigprodukte aus Fleisch, Geflügel oder Gemüse, steckt in Konserven, Dosenlebensmitteln und in Knabbergebäck.
- Kalziumdiglutamat E 623 wird oft als Ersatz für Kochsalz eingesetzt.
- Monoammoniumglutamat E 624 gibt es ebenfalls in Suppen, Soßen, Brühen, Dressings oder Dips.
- Magnesiumdiglutamat E 625, das Magnesiumsalz unter den Glutamatstoffen, lässt Lebensmittel noch salziger schmecken, als sie es meist ohnehin schon sind.
- Darüber hinaus gibt es weitere künstliche Geschmacksverstärker auf Eiweißbasis, wie Glycin E 640, Guanylsäure E 626 sowie deren verwandte Substanzen oder Inosinsäure E 631 und verwandte Stoffe für alle Fleisch-, Fisch-, Geflügel- bzw. Fertiggerichte.

Wissenswertes über Glutaminsäure

Sie ist eine der nicht essenziellen Aminosäuren, kann also von unserem Stoffwechsel selbst hergestellt werden. Glutamate sind die Salze und Ester dieses Eiweißbausteins. Wie auch die anderen erwähnten Geschmacksverstärker haben Glutamate keinen Eigengeschmack, sie riechen und schmecken also neutral, können aber als Lebensmittelzusatzstoffe den Geschmack von Nahrungsmitteln enorm verstärken.

Unsere Geschmacksknospen nehmen Sinnesreize als süß, sauer, bitter und salzig wahr. Glutamat aber entfaltet in unseren Geschmacksrezeptoren eine fünfte Nuance, die als Umami bezeichnet wird. Nicht zuletzt deshalb ist die Substanz als Geschmacksspender und -veränderer so beliebt. Reife Nahrungsmittel enthalten meist relativ hohe Mengen an Glutamat, haben deshalb auch einen ausgeprägten Geschmack. Dies gilt für Käse und Fisch ebenso wie für Wein oder ausgereifte Tomaten. Monosodium-Glutamat ist billig, lässt sich bis zu fünf Jahre lang lagern, wird vorwiegend in 25-Kilo-Säcken aus China bezogen, wo manche Unternehmen jährlich mehrere Hunderttausend Tonnen davon produzieren und weltweit verkaufen.

Wissenschaftler warnen vor Glutamat

Ähnlich wie auch Glycin – eine weitere Aminosäure – ist Glutamat ein sogenannter Neurotransmitter. Dies sind Nervenreizstoffe, die im Gehirn Signale weiterleiten. Glutamat greift also tief in unsere Nerven- und Gefühlswelt ein, wirkt erregend – und ist nicht zuletzt aufgrund dieser Eigenschaft als Zusatzstoff in Lebensmitteln so beliebt. Darin liegt aber auch eine Gefahr. MSG stimuliert nämlich nicht nur Geschmacksknospen auf Gaumen und Zunge, sondern besetzt auch bestimmte Rezeptoren an Gehirnzellen. Die reagieren erregt, feuern vermehrt Nervensignale ins Neuronennetzwerk des Gehirns, erschöpfen sich aber auch dementsprechend rasch.

Glutaminsäure ist natürlicher Bestandteil nahezu sämtlicher Lebensmittel, enthalten in feiner Abstimmung mit allen anderen 19 Aminosäuren. An die Feinabstimmung aller Eiweißbausteine sind alle unsere Zellen, unser Stoffwechsel und unser Gehirn genetisch angepasst. So enthalten 50 Gramm Brokkoli, frisch vom Feld des Biobauern, lediglich ein Drittel Gramm Glutaminsäure. Dies ist in der Natur normal – seit Hunderttausenden von Jahren. Fast-Food-Wirten oder Produzenten von Fertigkost für die Tiefkühltruhe ist dies freilich viel zu wenig. Da muss der typische herrliche Brokkoli-Geschmack schon noch ein wenig aufgepeppt werden. Also wird ganz einfach der zwanzigfache Wert zugesetzt. In der TV-Werbung sehen wir immer wieder die beglückten Gesichter beim Verspeisen der Massengerichte: »Hmmm, köstlich! Das schmeckt ...!« Was aber schmeckt, ist oft nur das Glutamat oder andere Träger von E 600er-Nummern.

In Babynahrung verboten

Unter dem Wettbewerbsdruck der Produzenten wird zusehends mehr MSG in Lebensmitteln verarbeitet. Weil Deklarationspflichten lückenhaft sind und weil der Begriff »Glutamat« inzwischen ein bisschen verpönt ist, wird der Geschmackspender ganz einfach umgetauft in »Naturgeschmack«, »Pflanzenprotein« oder »Eiweißaroma«. Der Anteil an allen Würzmitteln von Nahrungsmitteln beträgt mitunter satte 20 bis 40 Prozent – ein viel zu hoher Wert, speziell für Babys, Kleinkinder, Kinder und Heranwachsende, in deren geringerem Blutvolumen sich das Geschmacksgift in weitaus höheren Konzentrationen auflöst als bei Erwachsenen. In niedrigen Konzentrationen muss MSG in Nahrungsmitteln nicht deklariert werden.

In den USA haben Neurophysiologen für derlei Substanzen den Begriff »Excitotoxine« geprägt, was so viel bedeutet wie »Erregungsgiftstoffe«. In Babynahrung ist MSG in den USA seit 1969 verboten. Dies sagt freilich nicht viel, denn kaum jemand warnt schwangere Frauen vor zu hohen Konzentrationen. Über die unendlich sensiblen Transportkanäle durch die Plazenta im Mutterleib strömt dem Fötus neun Monate lang MSG zu. Der Neurotransmitter übererregt die verletzlichen und verwundbaren Gehirnzellen des wachsenden Embryos, wirkt zerstörerisch auf das emotionale und prämentale Verhalten des noch Ungeborenen. Der Neurochirurg Dr. Russell Blaylock vom University of Mississippi Medical Center stellt fest: »Dass viele unserer Kinder bereits hyperaktiv auf die Welt kommen, mag eine Folge des exzessiven MSG-Konsums sein.«

Geschmacksknospen – leicht verführt

Die Natur hat diese Sinnespapillen auf unserer Zunge oder dem Gaumen zu einem äußerst feinen Wahrnehmungsinstrument entwickelt. Diesen Mechanismus nutzen die industriellen Verführer, die inzwischen genau wissen, was schmeckt und was nicht. Auf unserer Zungenoberfläche gibt es vier verschiedene Typen von Geschmacksrezeptoren, für süß, bitter, salzig und sauer. Allerdings können wir wesentlich mehr Geschmacksnuancen voneinander unterscheiden, so

MSG: Die versteckte Gefahr

- Oft ist Monosodium-Glutamat nicht allein verantwortlich für die typischen MSG-Symptome wie Kopfschmerzen, Migräne, Abgeschlagenheit, Nervosität, Übererregtheit, Gereiztheit, Schlafstörungen oder depressive Verstimmungen. Fast immer – so vermuten Wissenschaftler – wirkt der tückische Eiweißstoff dabei mit anderen Toxinen zusammen.
- Reaktionen zeigen sich auch nicht immer unverzüglich. Manche Konsumenten klagen über Symptome wenige Stunden nach einer MSG-reichen Mahlzeit, andere erst einen halben oder ganzen Tag danach.
- Weil sich MSG in Nahrungsmitteln »versteckt«, ist es als Verursacher von Beschwerden meist nicht auszumachen. In der Arztpraxis wird dann eben eine Neuralgie oder ein Schwindelgefühl diagnostiziert – und dagegen gibt es ja Pillen aus der Apotheke nebenan.
- Viele Konsumenten nennen Kaffee, Salz oder eine zu kalorienreiche Abendmahlzeit als Grund für ihre Einschlafprobleme, können aber nicht ahnen, dass es MSG ist, was dem Sandmännchen die Tür versperrt.
- MSG ist eine Weltmacht geworden, geschützt von mächtigen Interessenverbänden wie dem International Glutamate Technical Committee oder dem Institute for Food Technologists, beide in den USA beheimatet. Selbst das angesehene International Life Sciences Institute wehrt sich augenscheinlich nicht mehr gegen den üblen Konsumtrend.
- Weltweit bedeutendster Fermentierer von MSG ist

> das japanische Unternehmen Ajinomoto mit rund 11 Milliarden Euro jährlichem Umsatz, das 34 Prozent des Weltmarkts für Umami und MSG beherrscht und seinen Marktanteil aggressiv ausbaut, so mit Hilfe chinesischer Vertriebs- oder Lizenzpartner. Zu den mächtigen Mitbewerbern zählt unter anderem auch das deutsche Unternehmen BASF.
> - »MSG ist nicht mehr aufzuhalten«, erklären Wissenschaftler, »mit welchen Mitteln auch immer.« Das Eiweiß wird vorzugsweise auch als Futtermittel für Masttierbetriebe eingesetzt. Jährlich werden davon nahezu 30 Millionen Tonnen produziert, mit erheblichen Steigerungsraten. Eine kolossale Menge, wenn man bedenkt, dass wenige Gramm ausreichen, um eine ganze Wagenladung von Hamburgern, Würstchen oder anderen Lebensmitteln geschmacklich aufzuwerten.

zum Beispiel unter unterschiedlichen Zuckerstoffen. Wenn wir eine Scheibe Schinken oder ein Hackfleischklößchen essen, summiert sich auf unserer Zunge eine kombinierte Geschmacksinformation, verbunden mit Riechempfindungen über die Nasenschleimhaut.

Die äußeren Endungen der Geschmacksknospen sind, ähnlich wie jene der Geruchsknospen, ausgefranst und gefältelt, um mehr Oberfläche zu entfalten. Sie werden von Nervenenden umschlossen, die Signalreize aufnehmen und weiterleiten. Dies ist der Fall, wenn sich eine Substanz an Rezeptoren bindet, so zum Beispiel ein salziges Natrium-Ion oder ein säuerlich schmeckendes Wasserstoff-Ion. Wie auch andere Schleimhautzellen leben Geschmackszellen nur etwa drei Tage lang und werden danach durch neue Zellen ersetzt. Im Wachstum übernehmen sie bereits die ihnen zugedachte Orientierung auf süß, sauer, bitter oder salzig. Mit der Entdeckung und Vermarktung der Glutamat-Geschmackstoffe als fünfter Sinnesreiz wird die Natur gewissermaßen überlistet. MSG erhöht die Potenz der Geschmacksreize anderer Stoffe und führt zu einer ungesunden Flut von Sinnessignalen, die nicht nur verführt, sondern süchtig machen kann. Moderne Neurophysiologen sprechen dem Laborprodukt bereits rauschgiftähnliche Eigenschaften zu.

Farbstoffe in Lebensmitteln

Nicht nur der Geruchs- und der Geschmackssinn werden beim Essen und Trinken hinters Licht geführt, sondern auch der Sehsinn. Kirschlikör soll schließlich schon durch seine tiefrote Farbe berauschen, Gummibärchen sind gleich auf eine ganze Palette hübscher Farben angewiesen, um sich gut vermarkten zu lassen. Das Bundesamt für Verbraucherschutz und Lebensmittelsicherheit untersucht bevorzugt Stoffe in Süßwaren und alkoholfreien Erfrischungsgetränken, die von Kindern konsumiert werden, als Teil des bundesweiten Überwachungsplans 2010.

Der Trend geht dahin, möglichst wenige chemisch-synthetische Farbstoffe zuzulassen. Eine nicht leicht umzusetzende Maßnahme, da sich eigentlich nur das rote Betanoin und der grüne Pflanzenfarbstoff Chlorophyll als natürliche Farbspender optimal eignen. Farbstoffe müssen als Zusatzstoff gekennzeichnet werden, wenn sie zum Verfeinern des Pro-

> **Vier Kategorien von Farbstoffen**
> - Die meisten Farbstoffe gelten als Zusatzstoffe und unterliegen somit speziellen Überwachungsrichtlinien. Hingegen gibt es auch sogenannte färbende Lebensmittel, wie Paprika oder Safran, die nur als geschmackliche Mittel eingesetzt werden.
> - Farbstoffen sind die E-Nummern 100 bis 180 zugeteilt. Es gibt vier Kategorien:
> - 1. Naturfarbstoffe
> - 2. Synthetische Farbstoffe
> - 3. Naturidentisch hergestellte Farbstoffe
> - 4. Metallpigmente

dukts dienen. Nach EU-Norm gibt es rund 45 Substanzen, die mit E-Nummern deklariert werden. Farbstoffe, die lediglich Oberflächen verschönern, wie Käserinde oder Ostereier, müssen nicht deklariert werden.

Oberstes Gebot der Überwachungsbehörden ist: Farbstoffe müssen gesundheitlich unbedenklich sein. Die Giftkonzentrationen werden durch den sogenannten ADI-Wert festgeschrieben (für Acceptable Daily Intake, erlaubte Tagesdosis). Als gesundheitlich bedenklich, wenn nicht gar gefährlich, gelten Azofarbstoffe, wie sie auch in Textilien verarbeitet werden. Sie müssen seit dem Juli 2010 mit dem Hinweis versehen werden: »Kann Aktivität und Aufmerksamkeit bei Kindern beeinträchtigen.« Darunter fallen folgende Farbstoffe:

- Tartrazin, E 102
- Chinolingelb, E 104

- Gelborange S, E 110
- Azorubin, E 122
- Cochenillerot, E 124
- Allurarot AC, E 129

Bestimmte Verbraucherzentralen fordern inzwischen – vorsorglich – ein völliges Verbot von Azofarbstoffen.

Die leuchtendsten Farben liefert die Chemie

Die Vertriebsexperten in Lebensmittelkonzernen tüfteln ständig an neuen Verlockungsstrategien. Für die Entwicklung origineller Duftstoff- und Geschmacksmischungen wird viel Geld investiert, oft dauert es viele Monate, bis so eine Komposition vollendet ist. Im Reigen der Verführung spielen natürlich auch Farbstoffe eine bedeutende Rolle, die als Allererstes aus dem Supermarktregal ihren Sinneseindruck aussenden. Im verschlossenen Glas oder unter der Klarsichtverpackung lässt sich ein Himbeersirup oder ein Mehrfruchtdessert noch nicht ausreichend bewerten.

Im höchsten Grad ihres Reifeprozesses entwickeln Früchte oder Gemüse die leuchtendsten Farben. Doch kaum geerntet, verblassen diese Farben. Deshalb wird im Lebensmittelhandel kräftig nachgebessert. Vor allem Salat und grünes Blattgemüse werden wieder hübsch eingefärbt, um beim Verbraucher den Eindruck zu erwecken: »Oh, das ist ja noch ganz erntefrische Ware!« Wenn von einem Lebensmittel nur die Oberfläche »angemalt« werden soll, dürfen selbst Schmuckfarben wie Gold, Silber oder Aluminium eingesetzt werden. Am beliebtesten sind die Lockfarben Gelb, Orange und Rot, von denen es 24 zugelassene Varianten gibt, von Riboflavin

(E 101a) bis zu Zeaxanthin (E 162). Vom Grün gibt es drei Farbtypen, da dominiert ja ohnehin das natürliche Pflanzengrün, das Chlorophyll. Braun und Schwarz stellen fünf Farben, Rot oder Metalle sechs Farben.

Blau ist mit herrlichem Patentblau V (E 131), Indigotin (E 132) und Brillantblau (E 133) vertreten, die alle drei wenig verwendet werden, weil sie synthetisch hergestellt und deshalb vom Verbraucher oft abgelehnt werden. Etliche Lebensmittelfarben sind natürlichen Ursprungs, werden aber im Chemielabor in gewaltigen Mengen produziert. Dazu zählt zum Beispiel L-Karoten, das Karotten ihre gelb-orange Farbe vermittelt. Doch fast alles, was wir im Supermarkt an gelb-orangefarbenen Nahrungsmitteln vorfinden, ist synthetisch gefärbt. Blaubeeren sind eigentlich nur scheinbar blau. Selbst die natürlichen Farbstoffe Anthocyanine erweisen sich außerhalb der Frucht als rot, erst im Inneren der Blaubeere verbinden sich diese Chromophoren, die Farbträger, mit Flavonoiden, Tanninen, Proteinen und Polyphenolen zum blauen Farbstoff.

Fake Food & Nano

Wozu eigentlich umständlich Käse oder Schinken herstellen, wenn sich derlei Nahrungsmittel auch trefflich fälschen lassen? Seit die Fernostlieferanten von Duft-, Geschmack- und Farbstoffen die nötigen Zutaten zu Spottpreisen liefern, ist auf vielen Salami-Käse-Pizzen gar kein richtiger Käse mehr drauf. Sondern eine raffinierte Mischung aus würzig aufgepeppter Stärke und Pflanzenölen. Trotzdem wird der Konsument getäuscht, weil auf der Packung oder der Speisekarte eben »Käse« steht. Seit sich herausstellt, dass man in der Chemiefabrik Lebensmittel viel günstiger herstellen kann als in der Natur, ist Fake Food – angereichert mit Gift- und Schadstoffen – auf dem Vormarsch.

Das Bayerische Landesamt für Gesundheit und Lebensmittelsicherheit überwacht besonders sorgfältig die Auswüchse bei der Herstellung von Nahrungsmitteln. So zum Beispiel den besorgniserregenden Trend zum sogenannten Analogkäse. Der schmeckt wie Käse, riecht wie Käse, sieht aus wie Käse – ist aber eine Billigproduktion aus Stärke und pflanzlichen Ölen. Milch, das eigentliche Rohmaterial für Käse, fehlt völlig, dafür strotzt der Käse von Chemiesubstanzen. Vertrieben werden die Produkte im großen Stil an Hersteller von Massen-Pizzen, Kantinen-, Krankenhaus- und Altenheimkost, für fertige oder halbfertige Convenience-Produkte für die Gastronomie, sogar für Schulen und Kindergärten, speziell auch für Imbiss- und Fast-Food-Buden. Dass der Begriff »Käse« für Imitate, Kunst-, Labor- oder Analogkäse per EU-Recht nicht verwendet werden darf, schert die Industrie wenig. Normalerweise dürften Brötchen oder Sandwiches mit derlei falschem Käse nicht als Käsebrötchen verkauft werden, sondern lediglich als »Brötchen mit Belag aus Pflanzenfett«. Doch an solche Vorschriften hält sich natürlich niemand.

Nano in Lebensmitteln

Die Bedrohung steckt längst nicht mehr in einzelnen Gift- oder Schadstoffen, sondern wir stehen gewissermaßen am Umbruch zu einer neuen Ernährungsepoche. Lebensmittel müssen gleichzeitig attraktiv und billig sein, viele von ihnen haben mit natürlichen Nahrungsmitteln kaum noch etwas zu tun. Angeheizt von Toxin-Giganten wie Monsanto funk-

Von wegen Fleisch
- So richtig zum Narren gehalten werden wir Verbraucher von der Kumpanei aus Gift- und Schadstoffproduzenten und den Herstellern von Fleisch- und Schinkenimitaten.
- In vielen Schinken-Pizzen ist überhaupt kein echter Schinken mehr drin,. Schinken im Supermarkt ist oft nur Kochpökelware, die aus Muskelfleischstücken zusammengepresst wird. Dies bietet bei der Fertigung den Vorteil, dass reichlich Aroma-, Geschmack- und andere Zusatzstoffe untergemischt werden können. Deshalb schmeckt vielen Verbrauchern dieser Schinken viel besser als echter Schinken, in dessen natürliche Muskelstruktur sich Chemieessenzen nicht so leicht einbauen lassen.
- Aus einer schnittfesten oder auch geleeartigen Fleischmasse lassen sich nach Belieben Gerichte aller Art zusammenfügen, vom Brühwürstchen bis hin zur Sülze, Schweinefleischkonserve oder Steaklet. Der Fleischgehalt ist meist zu niedrig, wird mit Wasser ausgeglichen, die Schnittfestigkeit wird durch Gelier- und Bindemittel erhöht. Oft wird fleischfremdes Eiweiß zugesetzt, so zum Beispiel aus Soja- oder Milcheiweiß.

tioniert das Zusammenspiel aus Gift und Täuschung wie am Schnürchen. Anstelle von Spurenelementen, Vitaminen oder wertvollen Enzymen stecken in dem, was wir essen und trinken, schädliche Substanzen aus den Chemielabors dieser Erde.

- Die Ernährungswissenschaftlerin Dr. Virginia Worthington von der weltberühmten Johns-Hopkins-Universität in Baltimore (US-Staat Maryland) hat herausgefunden, dass konventionell angebautem Obst und Gemüse rund 30 Prozent kostbarer Biostoffe fehlen, dass diese Produkte gleichzeitig um rund 30 Prozent reicher an Schadstoffen sind als echte Biokost.
- Die englische Wissenschaftlerin Dr. Ysanne Spevack stellte fest, dass typische Supermarktäpfel rund 30 verschiedene Toxine in ihrer Schale aufwiesen.
- Dr. Walter J. Crinnion vom Institut für klinische Ökologie, Bastyr-Universität in Seattle (US-Staat Washington): »Normalobst und -gemüse total verseucht, Produkte vom Biobauern enthalten 390 Prozent mehr Selen, 78 Prozent mehr Chrom, 63 Prozent mehr Kalzium, 70 Prozent mehr Boron und sogar 138 Prozent mehr Magnesium.«

Die Natur ist in Sachen Food immer weniger gefragt. Der Handel fordert stets gleichbleibende Ware in Aussehen, Farbe, Geschmack und Aroma. Außerdem müssen bestimmte Kriterien erfüllt werden, für die die Natur zu launisch ist, die Nanochemielabors dafür in stets gleich bleibender, geklonter Qualität liefern können:

- Schokolade darf nicht an den Fingern kleben.
- Salz muss schön gleichmäßig aus dem Streuer rieseln.
- Ketchup darf kein dünner Saft sein, sondern muss sich dick und üppig aus der Flasche über die Pommes pressen lassen.
- Diese Pommes frites sollen aber nicht zu viel Fett aufsaugen.

Die Nanotechnologie, in Physik, Chemie und Grundlagenforschung längst beheimatet, wird nun auch auf dem Lebensmittelsektor zum innovativen Forschungszweig. Denn mit Nano eröffnen sich den Profiteuren atemberaubende Vertriebsperspektiven.

> **Was bedeutet eigentlich Nano?**
> - Nano ist eine unendlich winzige Maßeinheit, der milliardstel Teil eines Meters. In einen Punkt dieses Textes passen mehr als eine Milliarde Nanometer.
> - Nanopartikel fügen sich künstlich in die Molekülstruktur eines Lebensmittels, verändern es dementsprechend. Mit ihrer Hilfe bzw. mit Hilfe der Nanotechnologie lassen sich dementsprechend Lebensmittel verändern, so zum Beispiel beim Geschmack von Soßen und Dressings, beim Fettgehalt, beim Aufbau einer festen Konsistenz und vielem mehr.
> - Weil eine mit Nanopartikeln veredelte Oberfläche das Licht anders bricht, bieten sich Nanotüftlern neue Herausforderungen in Sachen Farbgebung. Rot könnte noch mehr leuchten, Süßwaren verlockend glitzern. Durch eine Nanobeschichtung nimmt die Oberfläche eines Lebensmittels zu, macht es womöglich griffiger, kompakter, lässt es gesünder erscheinen.
> - Sogenannte Nano-Carrier sind winzige Geschmacks- und Aroma-Taxis, die in Pizzen, Hamburgern oder Fertiggerichten eingebaut werden und ihre Verführungs-Toxine zum Beispiel beim Erhitzen im Backofen, beim Grillen oder in der Mikrowelle freisetzen.

Die EU-Behörden für Lebensmittelsicherheit beobachten die Entwicklung aufmerksam, sehen aber noch keine Veranlassung, Nano zu verbieten oder drastisch zu beschränken. Hingegen warnen Umweltexperten vor den latenten Gefahren: Die Nanotechnologie kann das Konsumverhalten auf den Kopf stellen, sie kann für neue, kaum zu entschlüsselnde und toxische chemische Verbindungen in Lebensmitteln führen. Und sie liefert nach dem Siegeszug der Gentechnik einen weiteren Schritt weg von der Natur. »Es ist heute kaum abzusehen, auf welche Weise sich unsere Kinder und Enkelkinder später einmal ernähren werden«, sagen Lebensmittelfachleute.

Was in unseren Lebensmitteln sonst noch alles steckt
Es ist wie beim Wettlauf Hase gegen Igel. Wo deutsche oder EU-Überwachungsbehörden neue Richtlinien für die Lebensmittelgesundheit herausgeben, sind die findigen Laborchemiker in Sachen Umweltgifte schon wieder einen Schritt weiter. Neue Schutzverordnungen entstehen – gleichzeitig aber werden in weitaus höheren Dimensionen neue Schadstoffe entwickelt und unseren Lebensmitteln beigemengt. Entscheidend für diesen Irrweg in die Ernährungskatastrophe sind Umsatz- und Profitabhängigkeit von Herstellung und Handel, die inzwischen ihre eigene Gesetzmäßigkeit aufgebaut haben und deren Konsumsklaven wir geworden sind.

Im Management von Lebensmittelproduzenten und Handelsketten gibt es zweifellos die Stimmen der Vernunft, die darauf hinweisen, dass unsere Ernährung mehr und mehr dem Diktat der »Nahrungsmittelverbesserer« folgt und seit langem nicht mehr den Axiomen der Natur, die die Erde

Millionen Jahre lang zu ihrem Guten beherrscht haben. In bald jedem Stück Käse, jedem Apfel, jedem Becher Fruchtjoghurt oder jeder Flasche Tomatensaft steckt bis zu 4000 Mal mehr Chemie als unser Stoffwechsel und unser Immunsystem neutralisieren und ausscheiden können.

»Es ist überhaupt nicht immer Profitgier, die dazu führt, dass unsere Nahrungsmittel zusehends giftiger werden«, verraten Insider. »Es ist einfach das System. Es ist festgefahren, es gibt keinen Ausweg. Wir können nur hoffen, dass alles nicht noch schlimmer wird. Um zu überleben, brauchen wir das Gift in den Lebensmitteln, die wir produzieren und mit denen wir handeln.« Betriebs- oder volkswirtschaftliche Experten in den Betrieben ergänzen: »Wenn wir all die Toxine und Schadstoffe nicht hätten, könnten wir dichtmachen. Deutschland würde Hunderttausende Arbeitsplätze verlieren – auf dem Spargel- oder Erdbeerfeld ebenso wie bei Lebensmittelauslieferungsbetrieben, den Transportunternehmen, den kleinen und großen Märkten etc.« Dann droht eine weitere Gefahr: das Internet, das mehr und mehr zum Einkaufen genutzt wird. »Unsere Betriebe gehen dann in Konkurs, die Konsumenten lassen sich ihre schadstoffbelastete Ware gleich direkt aus Portugal, Rumänien oder Griechenland schicken. Da spielt es dann auch keine Rolle mehr, wie viel Patentblau, p-Hydroxybenzoesäure, Polyphosphate, Blei, Polyglycerinester, Dioxin oder DDT aus längst verseuchten Agrarböden drinstecken. Lebensmittelkontrollen gehen völlig flöten – spätestens dann hat die Giftchemie endgültig gesiegt.«

Argumente für mehr Gift
- »Wenn wir unsere Felder nicht mit Insektiziden besprühen, ernten wir bis zu 50 Prozent weniger«, klagen Landwirte.
- »Ohne den Einsatz von Wachstumsbeschleunigern können wir gegen unsere Mitbewerber nicht konkurrieren«, erklären andere.
- »Wir müssen unser Stallvieh sogar heimlich mit Hormonen aufpäppeln, damit wir einen guten Marktpreis erzielen. Sonst können wir gleich dichtmachen«, so die Besitzer von Masttierbetrieben.
- Transportbetriebe jammern: »Wir müssen unser Obst- und Gemüsegut vor Ablieferung im Großmarkt noch mal mit Schönheitswachs und anderen Mitteln besprühen, sonst nehmen Händler die Ware nicht ab.«
- »Ohne den Einsatz von Konservierungsmitteln können wir die Garantie für Verfalldaten nicht einhalten«, beschweren sich Produzenten von Milchprodukten, Fleisch, Wurstwaren oder Fertiggerichten.
- »Wenn unsere Vanillecremespeise nicht nach Vanille duftet, brauchen wir gleich gar nicht an die Supermarktketten auszuliefern«, klagen Hersteller ihr Leid. »Also muss ordentlich Chemievanille aus China hinein.«
- Andere wiederum ergänzen: »Ohne den massiven Einsatz von Farb- und Geschmacksstoffen keine Chance. Wir würden ja gerne – aber dann verlieren wir im Handel noch mehr Marktanteile und müssen Mitarbeiter entlassen.«

- »Wir haben bei der Bank hohe Kredite aufgenommen, deshalb bei der Herstellung von Bio auf Normal umgestellt«, beichten Produzenten. »Jetzt verarbeiten wir eben auch Giftchemie, wie alle anderen auch, um Preise zu halten und Abnehmer nicht zu vergraulen. Die einzige Alternative wäre der Weg in die Insolvenz.«
- Andere wiederum ergänzen ganz unverhohlen: »Unser Dank gilt den Chinesen, die uns Schad- und Giftstoffe zu Penny-Preisen liefern. So können wir wenigstens den Preisdruck in der Lebensmittelbranche schultern, in der um jeden Cent Rabatt wie auf dem Schlachtfeld gerungen wird. Wer beim Aufschnitt, den Königsberger Klopsen oder beim Fischsalat ein paar Cent zulegt, fliegt sofort aus den Supermarktregalen.«

Lebensmittelkontrolle

Unsere Lebensmittelgesetze sind sehr umfangreich, zählen weltweit zu den bedeutendsten Schutzmaßnahmen der Bevölkerung gegen Ernährungsschäden, inzwischen abgestimmt mit Richtlinien auf internationaler Ebene, so zum Beispiel mit der Europäischen Behörde für Lebensmittelsicherheit (EFSA) im Rahmen der EU-Netzwerke. Dazu zählen:

- Die Kennzeichnungsverordnung
- Die Zusatzstoffverkehrsverordnung
- Die Pflanzenschutzmittelverordnung
- Die Verordnung für Stoffe mit pharmakologischer Wirkung

- Die Schadstoffverordnung
- Die Nährwertkennzeichnungsverordnung
- Die Bestrahlungsverordnung
- Die Aromenverordnung
- Die Mineral- und Tafelwasserverordnung
- Die Trinkwasseraufbereitungsverordnung

Sowie eine ganze Reihe weiterer Einzelverordnungen zu Herstellung oder Vertrieb von Konfitüren, Fruchtsäften, Speiseeis, Kakao, Kaffee, Fleisch, Hackfleisch, Fisch, Honig oder Zucker. Hinzu kommen Hygieneverordnungen, speziell für Fleisch oder Fleischprodukte, Gesetze für den Umgang mit Milch, Butter oder Käse, ein Wein- und ein Branntweingesetz, Handelsklassengesetze, zum Beispiel für Obst, Gemüse und Eier, ein Eichgesetz samt Fertigpackungsverordnung, ein Seuchengesetz, zum Beispiel für das Trinkwasser, ein Strahlenschutzvorsorgegesetz und andere Gesetze, Verordnungen, Leitsätze und Richtlinien.

Staatliche und halbstaatliche Einrichtungen führen einen engagierten Kampf um Ernährungsleitlinien im Dienste unserer Gesundheit. Im EU-Netzwerk werden ständig Gemeinschaftsmaßnahmen erarbeitet, Referenzwerte formuliert, Beschlüsse zur Lebensmittelkennzeichnung gefasst, wissenschaftliche Studien ausgewertet, Märkte und Produktion überwacht, neue Entwicklungen berücksichtigt, international bindende Vorgaben formuliert und verabschiedet. Im rechtlichen Sinne sind Lebensmittel Stoffe, die dazu bestimmt sind, von Menschen in unverändertem, zubereitetem oder verarbeitetem Zustand verzehrt zu werden. Als ausgewogen wird eine Ernährung bewertet, wenn sie für eine ausreichende Zufuhr von Nähr- und Energiestoffen für unsere Gesundheit sorgt. An dieser Vorgabe orientieren sich die unterschiedlichen Gesetze, Verordnungen, Verbote, Ermächtigungen, Überwachungsrichtlinien, Duldungs-und Mitwirkungspflichten.

Zusatzstoffe in unseren Lebensmitteln

Was darf alles an Extrasubstanzen im abgepackten Milchreis, in dem Sauerbraten aus der Tiefkühltruhe, der Gulaschsuppe in der Dose, dem Candy-Riegel vorne an der Supermarktkasse, dem Fruchtnektar, der Schoko-Pistazien-Eiskrem, den Brötchen, dem feinen Aufschnitt in der Klarsichtpackung, der Himbeer-Erdbeer-Konfitüre, den Ölsardinen, der Salami-Pizza, dem Straciatella-Brei für Babys oder dem Milchmixgetränk drinstecken? Kein Mensch weiß es eigentlich so genau. Nur wenige lesen das Kleingedruckte auf der Rückseite der Verpackungen. Dabei ist gerade der Begriff Zusatzstoffe willkommener und verallgemeinernder Deckmantel für Substanzen, die zwischen harmlos, bedenklich und gefährlich klassifiziert werden können. Leider nimmt die Toleranzschwelle der Bevölkerung stetig ab. »Na ja, sind ja überall Zusatzstoffe drin. Hauptsache, dieser Fertigaufschnitt hier ist billig« – so heißt es. Manche beruhigen ihr Schuldgefühl: »Nächstes Mal kaufe ich wieder Bio – den Kindern zuliebe.« Doch der Konsum an belasteten Lebensmitteln nimmt weiter dramatisch zu.

Die Zusatzstoffzulassungsverordnung ist umfangreich, sie gliedert sich in allgemeine und beschränkte Zulassungen. Darin ist eine große Anzahl einzelner Lebensmittel oder auch Konservierungs- und anderer Stoffe penibel aufgeführt. Allgemein zugelassene Zusatzstoffe sind meist natürlichen Ursprungs. Dazu zählen Stoffe auf der Basis von Natrium-, Kalzium-, Kalium- oder Magnesiumsalzen folgender Säuren:

- Essigsäure (Acetate)
- Ascorbinsäure (Ascorbate)
- Kohlensäure (Carbonate)
- Salzsäure (Chloride)
- Zitronensäure (Citrate)
- Milchsäure (Lactate)
- Apfelsäure (Malate)
- Schwefelsäure (Sulfate)
- Weinsäure (Tartrate)

Allgemein zugelassen sind darüber hinaus:

- Glycerin
- Lecithin
- Gummi arabicum
- Mono- und Diglyceride von Speisefettsäuren
- Natriumdiacetat
- Gamma- und delta-Tocopherol

Beschränkt oder nur für bestimmte Lebensmittel unter Beachtung von Höchstmengen zugelassen sind unter anderem:

- Alkalisch wirkende Substanzen wie Kalziumhydroxid, zum Beispiel für das konservierende Einlegen von Eiern
- Backtriebmittel wie Hirschhornsalz
- Bleichmittel wie Wasserstoffperoxid, mit denen Stärken, Gelatine oder auch Fischmarinaden behandelt werden

- Verdickungsmittel wie Carrageen, Alginate, Guarkernmehl, Johannesbrotkernmehl, Traganth oder Pektin
- Emulgatoren, dies sind Hilfsstoffe, mit denen sich eher unverträgliche Substanzen wie Wasser und Öl zu einer Emulsion vermengen lassen. Sie werden bei der Herstellung von Suppen, Soßen, Margarine oder auch von Backwaren verwendet.
- Geschmacksbeeinflussende Stoffe wie Glutamate oder Maltol
- Zusatzmittel für die Rieselfähigkeit, zum Beispiel kolloide Kieselsäure für Speisesalz, das dann im Salzstreuer nicht verklumpt.
- Säuernde Stoffe wie Glucono-delta-lacton für Backpulver oder Orthophosphorsäure für koffeinhaltige Erfrischungsgetränke
- Süßstoffe wie Saccharin
- Treibgase
- Trennmittel, zum Beispiel Bienenwachs für Backwaren
- Überzugsmittel, zum Beispiel Schellack für Zuckerwaren
- Und viele andere Stoffe

Diese Auflistung erfasst lediglich einen kleinen Teil der Überwachungskriterien, macht aber schon deutlich, wie aufmerksam staatliche Behörden all das überwachen, was bei uns an Nahrungsmitteln auf den Tisch oder in den Schulranzen kommt. Da lässt sich schon erahnen, welch monströse Aufgabe die Lebensmittelkontrolleure bewältigen müssen. Berücksichtigt werden muss ja, dass der Markt bei der Verwendung von Zusatzstoffen fast immer ans Limit geht, also fast schon bis aufs Molekül die erlaubten Höchstmengen

Das Verfallsdatum
- Das Mindesthaltbarkeitsdatum (MHD) wird jeweils vom Produzenten des Lebensmittels selbst bestimmt und auf Verpackungen angegeben. Es gibt Aufschluss darüber, bis zu welchem Datum ein Lebensmittel bei sachgerechter Lagerung genießbar und gesundheitlich unbedenklich ist. In den meisten Fällen ist das Lebensmittel auch nach diesem Datum noch verwendbar. Es sollte dann vom Verbraucher allerdings nach Geschmack und Geruch überprüft werden.
- Wenn sichergestellt ist, dass die Ware nicht verdorben ist, darf ein Lebensmittel auch nach Ablauf des MHD noch in den Verkehr gebracht werden. Der Händler oder Unternehmer trägt dann freilich die Verantwortung dafür, dass sich das Lebensmittel noch in einwandfreiem Zustand befindet. Wenn das Produkt dann lediglich bei Lagerung im Kühlschrank unbedenklich bleibt, muss dies auf der Verpackung deklariert werden.
- Bei mikrobiologisch besonders leicht verderblichen Nahrungsmitteln, wie zum Beispiel Vorzugsmilch, Fisch-, Geflügel- oder Hackfleischprodukten, muss ein Verbrauchsdatum angegeben werden, zum Beispiel »Verbrauchen bis ...« oder »Haltbar bis ...«.
- Nach Ablauf des MHD kann ein Lebensmittel rasch seine Beschaffenheit verlieren. Aroma, Geschmack und Konsistenz können sich verändern, es kann austrocknen, giftige Schimmelpilze oder Bakterien können sich ansiedeln. Deshalb gilt das MHD nur für luft-

dicht geschlossene Verpackungen. Ist die Packung erst einmal geöffnet, können Sauerstoff, Feuchtigkeit oder Mikroben Fermentierung oder Verderben der Ware dramatisch beschleunigen.
- Wenn ein Kunde, zum Beispiel im Supermarkt, ein Lebensmittel mit abgelaufenem MHD erwirbt, kann er nicht grundsätzlich einen Schadensersatzanspruch geltend machen, etwa mit der Angabe, durch dessen Verzehr erkrankt zu sein – nicht, solange die Ware noch als einwandfrei bewertet werden muss. Trotzdem: Im Schadensfall setzen sich Hersteller oder Händler einem höheren Risiko aus als der Konsument. Lebensmittel mit Verbrauchsdatum dürfen nach dieser Frist überhaupt nicht mehr in den Handel gebracht werden. Je nach Lagerung, zum Beispiel im Kühlschrank oder in der Tiefkühltruhe, kann sich die Haltbarkeit eines Lebensmittels natürlich verlängern.
- Immer mehr Produzenten von Lebensmitteln zielen darauf ab, das MHD möglichst zu strecken, weil der Handel danach verlangt. Speisequark, Fleischsalat, Fruchtjoghurt oder Aufschnitt mit begrenztem MHD werden im Großhandel weniger gern geordert als Nahrungsmittel mit langen Haltbarkeitsdaten. Dies führt dazu, dass sich immer mehr Produzenten gezwungen sehen, ihre Waren in höheren Konzentrationen mit Konservierungsstoffen anzureichern, um sie länger haltbar zu machen und das MHD auszudehnen.
- Sie handeln dabei nicht selten unter dem enormen Konkurrenzdruck, der in der Branche herrscht. Bevor-

> zugt werden auch Rohwaren eingekauft, wie Gemüse, Obst oder andere Produkte, die bereits durch chemische Insektizide, Herbizide, Fungizide etc. vorbelastet sind, was ein verlängertes MHD, somit längere Lager- und Transportfristen, ermöglicht. Auf diese Weise potenzieren sich Gift- und Schadstoffe zu Vertriebshilfen für Hersteller und Handel. Opfer sind in jedem Fall die Konsumenten. So werden nicht nur Toxine, sondern auch MHD und Verbrauchsdatum zum Manipulationsobjekt der Nahrungsmittelindustrie.

ausnutzt. Hinzu kommt eine weit größere Dunkelziffer an Lebensmitteln und Zusatzsubstanzen, die bewusst oder unbewusst gar nicht deklariert werden, oft mehr oder weniger unerkennbar im Gemenge der Inhaltsstoffe eines Nahrungsmittels an unseren Zoll- und anderen Behörden vorbeigeschmuggelt werden.

Kaum ein Lebensmittel ohne Konservierungsstoffe

Konservierungsstoffe werden zum Schutz gegen mikrobiellen Verderb zugelassen. Wie alle anderen organischen Substanzen gehen Lebensmittel schnell in Fäulnis über, zersetzen sich, werden ungenießbar, schimmeln, gären, säuern oder verderben anderweitig, was natürlich gar nicht im Sinne der Hersteller und Verkäufer ist. Die legen Wert darauf, dass so ein Apfelstrudel aus der Tiefkühltruhe oder ein Birnenkompott aus dem Kühlregal möglichst lange im Angebot bleiben kann. Da zählt ganz einfach das Verfallsdatum. Aus dem Regal entsorgt werden darf und soll nach Möglichkeit gar nichts. Wichtig ist, dass die Ware lange »frisch« bleibt oder wenigstens diesen Eindruck vermittelt. Deshalb sind Konservierungsmittel fast schon genau so wichtig wie das Nahrungsmittel selbst.

Der Gehalt an Konservierungsstoffen ist rechtlich in zulässigen Höchstmengen zwingend vorgeschrieben. Wenn mehrere solcher Zusatzstoffe verwendet werden, vermindert sich der Einzelanteil des Konservierungsstoffs entsprechend, so dass ein bestimmtes Belastungslimit nicht überschritten wird. Die zugelassenen Konservierungsstoffe sind:

Sorbinsäure

Dieser Stoff ist bei Herstellern von Lebens- und Futtermitteln ebenso beliebt wie bei den Produzenten von Kosmetika, Wasch- und Reinigungsmitteln oder auch Arzneimitteln. Wer sorbinhaltige Wurstwaren verzehrt, dazu mit Sorbin stabilisierten Wein trinkt, daheim sorbinlastige Reinigungsmittel verwendet und dann auch noch Pillen schluckt, die diese zweifach ungesättigte Karbonsäure enthalten, ist gleich viermal belastet. Verwendet werden oft Salze der Sorbinsäure, die sich in Wasser gut lösen lassen, dafür aber auch Zellen und Gewebe schneller angreifen.

Für sich allein ist Sorbinsäure geruchs- und geschmacksneutral, lässt sich deshalb prima in Aufschnittwurst, Margarine, Käse oder Backwaren einbringen, damit diese ein paar Tage, Wochen oder Monate länger halten. Gegen Sorbinsäure haben bestimmte fäulniserregende Bakterien oder Enzyme keine Chance. Je mehr Sorbin ein Lebensmittel enthält, desto länger bleibt es auch haltbar – ganz zur Freude der Lebensmittelproduzenten. Niedrigkonzentrationen dieses Konservierungsstoffes verkraften Fäulnisbakterien und andere Mikroorganismen allerdings spielend. Der Konservierungsstoff wird deshalb rechtzeitig unbelasteten Lebensmittelprodukten zugesetzt, noch ehe sich in diesen die lästigen, unerwünschten Keim-, Pilz- und Bakterienkolonien formieren.

Benzoesäure

Diese Substanz wird in der Natur seit Millionen Jahren von Pflanzen zur Abwehr von Pilzen, Hefen, Bakterien, Insekten und anderen natürlichen Feinden synthetisiert, insbesondere von den meisten Beeren, in hohen Konzentrationen von Preiselbeeren und Heidelbeeren. Wenn Äpfel am Apfelbaum von Pilzen befallen werden, produzieren sie erhebliche Quantitäten dieses Abwehrstoffs. Benzoesäure riecht nämlich ziemlich übel und abschreckend, ist dabei auch noch hochgiftig. Die Säure wurde schon im 19. Jahrhundert als Toxin gegen Pilze eingesetzt, inzwischen wird Benzoesäure als Konservierungsstoff für Fruchtsäfte, Softdrinks sowie sauer eingelegte Lebensmittel eingesetzt, meist als Natrium-, Kalium- oder Kalziumsalz, unter den E-Nummern 210 bis 213. Senf, Ketchup, säuerliche Dips, Dressings und Soßen, Wurstwaren, Fisch-, Geflügel-, Fleisch- und Kartoffelsalate sind oft ordentlich mit Benzoesäure aufgepäppelt, damit sie möglichst lange haltbar bleiben.

Weil Benzoesäure auch noch in der Tiermast verfüttert und von großen Obst- und Gemüseplantagen ins Erdreich eingebracht wird, ist praktisch jeder Mitteleuropäer mit dem Umweltgift aufgeladen. Zwar reden Überwachungsbehörden stets von verträglichen Mengen, doch neue wissenschaftliche Zweifel tauchen auf. Möglicherweise – oder wahrscheinlich – reagiert Benzoesäure mit Vitamin C (Ascorbinsäure) in Erfrischungsgetränken und bildet auf diese Weise Benzene, Chemietoxine, die noch viel giftiger als Benzoesäure sind. Benzene sind krebserregende Winzigmoleküle, die nur aus jeweils sechs Kohlenstoff- und Wasserstoffatomen bestehen und deshalb äußerst reaktionsfähig und aggressiv sind. Als Zusatz in Benzin dürfen sie deshalb nur begrenzt eingesetzt werden, sie werden aber als industrielle Lösungsmittel und Rohstoffe für Kunststoffartikel oder Färbemittel reichlich verwendet. Darüber hinaus gilt Benzoesäure als bedenklich, weil es möglicherweise für Leber- und Nierenschäden verantwortlich sein kann, speziell bei bereits gesundheitlich vorbelasteten Personen.

PHB-Ester

Weil Benzoe- und Sorbinsäure fast nur bei säuerlichen Lebensmitteln eingesetzt werden können, waren die Laborchemiker schon lange auf der Suche nach einer Alternative auch für basischere, also alkalischere Nahrungsmittel. Sie entdeckten sogenannte Ester der Hydroxybenzoesäure, dies sind Stoffgruppen organischer Verbindungen, die sich für die Konservierung von Lebensmitteln gut eignen. Unter den E-Nummer 214 bis 219 gibt es sechs solcher Ester, die hier eingesetzt werden. Das Gift greift extrem aggressiv Zellkern und Zellmembran von Bakterien, Hefen, Pilzen und anderen Mikroben an, hat nur leider den Nachteil eines starken, lästigen Eigengeschmacks. Deshalb werden immer wieder neue Mixturen dieser E-Nummern-Stoffe ausprobiert. PHB-Ester werden für Soßen, Dips, Marinaden, in Fisch- und Feinkostprodukten eingesetzt.

Allerdings zählen PHB-Ester zu den Umweltgiften, die besonders häufig Allergien auslösen. Weil sie auch in fast allen Kosmetika wie Deodorants, Achselsprays, Haarentferner, Lotionen, Cremes, Rasierwasser, Shampoos, Seifen etc. und reichlich in Putzmitteln, Ölen und Fetten stecken, ist fast schon jeder von uns PHB-vergiftet. Weil lange Haltbarkeit zu den besten Vertriebsargumenten im Handel zählt, werden PHB-Ester in zusehends höheren Quantitäten eingesetzt.

Ameisensäure

Die findigen Nahrungsmittelvergifter durchforsten wie Pfadfinder die Natur, um herauszufinden, auf welche Weise Tiere und Pflanzen Abwehrtoxine gegen fäulniserregende Bakterien, Hefen oder Pilze synthetisieren. Im Labor wird dann das entsprechende Giftmolekül charakterisiert und nachgebildet. Danach lässt es sich in riesigen Mengen nachbauen. Ameisen, Bienen, andere Insekten und übrigens auch Brennnesseln synthetisieren die Säure zum Angriff oder zur Abwehr. Ameisensäure ist hochkonzentriert, baut sich im Körper rasch ab, ist aber eine weitere Bedrohung für unsere Gesundheit, weil sie auch bei der Tiermast in erheblichen Konzentrationen eingesetzt wird. Welche Langzeitwirkung sie im Zusammenwirken mit anderen Umweltgiften entwickelt, ist nicht eindeutig geklärt. Als Schutzgift zum Beispiel von winzigen Ameisen hat die Säure in unserem Organismus ja nichts zu suchen. Im Tierversuch wurde festgestellt, dass die Säure zu Genmutationen, Nieren- und Leberschäden führen kann.

In der Massentierhaltung wird Ameisensäure gerne auf Heu oder Silofutter aufgesprüht, weil dann naturgemäß alles Leben darin abgetötet wird, oft innerhalb von Sekunden.

Das Toxin verzögert Verwesungs- und Abbauprozesse, Mastfutter bleibt dann länger haltbar. Bei der Aufzucht von Geflügel wird Ameisensäure gerne gegen die stets bedrohlichen Salmonellen eingesetzt. Vorsicht ist geboten bei Haut- und Augenkontakt mit dem Gift. Ameisensäure steckt unter anderem in Fischprodukten, Fruchterzeugnissen oder Sauerkonserven.

Orthophenylphenol

Diese organische Substanz wird auch als 2-Phenylphenol bezeichnet, sie wird aus Schwerölen des Steinkohlenteers gewonnen und wirkt als Fungizid gegen Hefen, Bakterien, Pilze und andere Mikroorganismen. Als Konservierungsstoff wird sie nur begrenzt eingesetzt, gegen Schimmelpilzbildung auf den Schalen von Zitrusfrüchten oder auch getrockneten Zitrusfruchtschalen zur Herstellung von Zitronat und Orangeat.

Sonderfall Schwefeldioxid

Es ist schon absurd, dass gerade jener Stoff, der am meisten für die Luftverschmutzung, zum sauren Regen, dem Waldsterben und der Bedrohung unserer Meere beiträgt, auch noch einem Großteil unserer Lebensmittel beigefügt wird. Schwefeldioxid (SO_2) ist ein farbloses Gas, das schwefligsauer und giftig riecht oder auch schmeckt, seinen gesundheitsgefährdenden Charakter also gar nicht verheimlicht. SO_2 entsteht, wenn Kohle oder Erdölprodukte verbrannt werden. Weil es so schön giftig ist, wird es gern zum Konservieren und Desinfizieren von Lebensmitteln verwendet, und weil es lebendige Mikroorganismen wie Bakterien oder Hefen äußerst aggressiv angreift und zerstört, ebenso auch Vitamine, wie

Schwefel – das besondere Element

- Im Gegensatz zu anderen Mineralien ist Schwefel kein Metall, sondern eigentlich eine Substanz eigener Gattung. Wir können Schwefel nicht als eigenes Element konsumieren, wie etwa Natrium, Kalium oder Magnesium. Schwefel ist stets an die drei Eiweißbausteine Methionin, Cystein und Taurin gebunden.
- Weil Schwefel kein Lebensmittelnährstoff ist, gibt es für ihn als Einzelsubstanz auch keine mengenmäßige Begrenzung. Unser Körper besteht zu etwa einem Viertelprozent aus Schwefel, ein Mangel führt zu Beschwerden. Als Bestandteil von Eiweiß heraus entfaltet Schwefel seine segensreichen Wirkungen im Stoffwechsel, für sich allein ist es das schlimmste Gift.
- Deshalb ist Schwefeldioxid, das aus Schornsteinen, Benzin- oder Dieselmotoren oder von dieselgetriebenen Frachtern und Tankern auf den Weltmeeren ausgestoßen wird, so schädlich. In isolierter Form tötet es Leben, wo immer es im Wasser, im Erdreich oder in unserer Umwelt auftaucht.

etwa das Vitamin B1, die lebendige Coenzyme bilden, werden auch sie gleichermaßen von dem Säuregift vernichtet.

Besonders beliebt ist der Einsatz von Schwefeldioxid beim Haltbarmachen von Trockenfrüchten. Dank ausgereifter Vakuumverpackungen halten sich ungeschwefelte Aprikosen, Pfirsiche oder Weinbeeren inzwischen länger als früher, trotzdem erfüllen sie bei weitem nicht die Anforderungen der

Supermarktketten hinsichtlich langer Lagerfähigkeiten. Dort gilt: Je kürzer die Haltbarkeit, desto teurer das Produkt – sowohl im Einkauf beim Produzenten als auch für den Verbraucher. Unter dem Diktat des Konkurrenzdrucks wird also fleißig geschwefelt. Hingegen setzt der Biohandel auf ungeschwefelte Produkte, weil er bei überschaubaren Umsätzen den Bestand seiner Trockenfruchtprodukte besser kontrollieren kann.

Ungeschwefelte Weintrauben, Apfel- und Birnenstücke und anderes trockenes oder halbtrockenes Obst hat häufig eine Haltbarkeit von nur 8 bis 10 Wochen. Dies passt Herstellern und Händlern gar nicht, aus verschiedenen Gründen:

- Die Früchte verlieren Wasser, schrumpfen dabei, verlieren somit an Gewicht, und es kommt schon aus diesem Grund zu Umsatzeinbußen.
- Sie verfärben sich unter dem Einfluss freier Radikaler, dies sind zerstörerische natürliche Substanzen, sehen deshalb nicht mehr so ansehnlich aus wie an dem Tag, an dem sie geerntet wurden.
- Oft werden die Produkte weich, verlieren ihre knackig-frische Konsistenz, oder sie zerfallen und beginnen zu faulen.

Deshalb ist Schwefeldioxidgas ein bewährtes Instrument, das Früchte und andere Lebensmittel scheinbar noch eine Weile frisch erhält. Verwendet wird der Luft- und Wasserverpester für die Konservierung zahlreicher Nahrungsmittel:

- Kartoffelprodukte, wie Pommes, Chips, Kartoffelteig etc.
- Wein (auch Weinfässer werden gerne ausgeschwefelt)

- Glasierte, halbfeuchte, kandierte Früchte und andere Trockenfrüchte
- Zitronat, Orangeat, Ingwer, Pektin und Geliersäfte
- Trockengemüse
- Zwiebel, Essigzwiebeln, Mixed Pickles, Essiggemüse, Knoblauch
- Verschiedene Zuckerarten wie Dextrose, Maltodextrine, Flüssig- oder Invertzucker oder Glukosesirup
- Karamell- und Fondanterzeugnisse
- Marmeladen, Konfitüren, Gelees
- Alkoholfreier Wein

Schwefeldioxid wird in Form von Gas oder – als Schweflige Säure – in Wasser gelöst eingesetzt, außerdem gelten auch die Sulfite, die Salze der Schwefligen Säure, als bewährte Konservierungsstoffe. Die Giftsubstanzen hemmen Stoffwechselreaktionen, zum Beispiel in empfindlichen Hefen, Pilzen, Keimen oder Bakterien. Dadurch bauen sich Zellen und Gewebe unter dem Einfluss freier Radikale nicht mehr so schnell ab, Lebensmittel bleiben länger genießbar. Für die Behandlung bestimmter Nahrungsmittel, die in der Bevölkerung zur Basisversorgung mit dem Vitamin B1 (Thiamin) beitragen, dürfen Schwefelsubstanzen nicht verwendet werden. Dazu zählen Vollkornprodukte oder Milcherzeugnisse. Über Luft, Wasser, andere Lebensmittel oder Hautkontakt mit Kosmetika gelangt trotzdem ausreichend Schwefel in unseren Stoffwechsel, um lebenswichtiges Thiamin zu zerstören.

Vitamin B1: Das Lebensvitamin
- An kaum einem anderen Beispiel zeigt sich die Bedrohung unserer Gesundheit so deutlich wie an der Zerstörung von Thiamin durch das allgegenwärtige Schwefeldioxid.
- Vitamin B1 ist ein sehr verletzlicher Biostoff, er wird für den Aufbau der feinen Myelin-Schutzhüllen aller Nervenzellen gebraucht, außerdem für die Übertragung von Nervenreizen, speziell jener von stimmungsaufhellenden Neurotransmittern wie Noradrenalin, Dopamin und Serotonin. Thiamin hilft nämlich mit, Kohlenhydrate zu Glukose abzubauen, ihrer kleinsten Einheit. Diese Glukose, auch als Blutzucker bezeichnet, ist lebensnotwendiger Energierohstoff für alle unsere Gehirn- und Nervenzellen.
- Die Hälfte unserer Vitamin B1-Reserven steckt in den Muskeln, deren Bewegungen werden durch sogenannte Motoneuronen von diesem Nährstoff aktiviert. Wenn wir uns körperlich sehr angestrengt haben, zum Beispiel in sportlichem Training oder auch in einem Wettkampf, fühlen wir uns nervlich geschwächt. Ursache ist ganz einfach der natürliche Thiamin-Verschleiß.
- Nicht anders verhält es sich mit unserer Nervenkraft, wenn uns das Umweltgift Schwefeldioxid unser Vitamin B1 raubt. Menschen, die entsprechend belastet sind, weil sie sich ungesund von chemisch präparierten Lebensmitteln ernähren, haben oft schlechte Nerven, sind schnell nervös, gereizt, verhalten sich

defensiv in Stresssituationen oder sie neigen zu depressiven Verstimmungen. Ohne Thiamin sinkt der Blutzuckerspiegel, Neuronen werden dann ungenügend mit ihrer Kraftnahrung versorgt.
- Das Vitamin ist hauptsächlich in Getreide und Naturreis enthalten, empfehlenswerte Nahrungsergänzungsmittel sind Bierhefe, Weizenkeim und Melasse. Wer sich vorwiegend von hellen Mehlprodukten ernährt, Brötchen, Pasta oder auch von poliertem Reis, verfügt womöglich über zu geringe B1-Reserven. Hinzu kommt, dass Thiamin als wasserlösliches Vitamin im Körper höchstens 20 Tage lang gespeichert werden kann, es wird außerdem durch Erhitzen, Gefrieren oder zu langes Lagern zerstört.
- Verhängnisvoll wirkt sich aus, dass B-Vitamine niemals nur einzeln für sich, sondern stets im Verbund mit allen B-Vitaminen wirksam sind. Bei B1-Mangel sind demnach auch die Vitamine B2, B3, B6, B12 oder Folsäure nur die Hälfte wert. Der stete, tückische Schwefeldioxid-Angriff unserer Umwelt und unserer Ernährung führt so zwangsläufig zu einem gefährlichen Raubbau und Defizit an diesen lebenspendenden Biostoffen.

Schädlingsbekämpfungsmittel: Paradies der Gifte

Längst hat sich der Moloch Nahrungsmittelindustrie als abstraktes Vehikel der Betriebswirtschaftler verselbständigt und seine eigene Bestimmung aus den Augen verloren – nämlich uns Konsumenten mit Lebensmitteln zu versorgen. Für die Vertriebsstrategen zählen Marktanteile, Rabatte, Rentabilitätsberechnungen, Transportkosten, der Zugang zu Handelsketten und vieles mehr. Für Großkonzerne ist der Umgang mit dem Lebensmittel zur Rechenpartie auf dem Reißbrett der Profitorientierung geworden. In Vorstandsetagen, Vertriebskonferenzen, Besprechungen zur Marktanalyse oder der Präsentation neuer Werbekampagnen könnte es ebenso gut um Hedge-Fonds, Aktienkurse oder Optionsscheine gehen. Produktion und Handel mit Gütern zum Essen und Trinken haben ihr Eigenleben entwickelt, ganz unabhängig von ihrem Auftrag zur Ernährung.

Der gute, alte Tante-Emma-Laden ist tot, das persönliche Verhältnis zum Verbraucher seit langem Vergangenheit. Dass Erde, Luft und Wasser verseucht werden, Kartoffeln, Gewürze, Milchprodukte, Fleischwaren, Eier, Gemüse oder Obst bis zur absolut zulässigen Höchstmenge mit Toxinen vollgepumpt werden, ist für Handel und Produktion nichts anderes als kalkuliertes Rechenspiel, Spielmaterial für Gewinnberechnungen, bei dem das Lebensmittel selbst kaum noch eine Rolle spielt. Die Unterwerfung unter die Giftindustrie beginnt dabei nicht erst am Regal der Supermärkte, sondern bereits in den modernen Plantagen der Massentierhaltung, des Obst- oder Gemüseanbaus, über die jährlich weltweit

Millionen Tonnen hochgiftiger Chemietoxine ausgekippt werden.

Wer schützt uns vor Pflanzenschutzmitteln?

In Millionen Jahren biologischer Evolution hat die Natur dafür gesorgt, dass Pflanzen ihre eigenen Schutzstoffe synthetisieren, zum Beispiel gegen Bakterien, Pilze und andere Mikroorganismen. Pflanzen benötigen also überhaupt keine Schutzstoffe. Sie wollen auch gar nicht durch uns, durch die Produkte unserer Chemielabors, geschützt werden. Angepasst an wechselnde Wetter- und Klimaverhältnisse wachsen sie seit jeher nach eigenen genetischen Bedürfnissen.

Doch uns Menschen genügt dies nicht. Wir wollen, dass bestimmte Pflanzen schneller gedeihen, dass sie kräftigere Früchte tragen – und dies auch noch in Zeiträumen, die von unseren Agrarstrategen vorgezeichnet werden. Wachstum wird gedrosselt, dann wieder angekurbelt, natürliche Reifeprozesse stören bei Herstellung, Vermarktung und Transport. Fast mag man den Eindruck haben, dass Pflanzen unsere natürlichen Feinde sind, so sehr wird ihnen durch Toxine und Schadstoffe zugesetzt, um sie am Ende in die Verpackungs- und Vertriebsnormen der Supermarktketten pressen zu können.

Alle in Deutschland zugelassenen Pflanzenschutzmittel unterliegen gesetzlichen Verordnungen, die in insgesamt sieben Bänden aufgelistet sind:

- Ackerbau
- Gemüse- und Obstbau
- Weinbau

- Forst
- Vorratsschutz
- Pflanzenschutzgeräte
- Haus- und Kleingartenbereich

In Deutschland ist das Bundesamt für Verbraucherschutz und Lebensmittelsicherheit zuständig. Der Gesetzgeber führt den Kampf gegen Gifte und für unsere Gesundheit mit enormem Engagement. Was den Schutz gegen Umweltgifte so schwierig gestaltet, ist die Tatsache, dass viele pflanzliche Konsumprodukte aus Fremdländern nur mangelhaft kontrolliert den Verbraucher erreichen. Und dass die Natur in Millionen Jahren eine unvorstellbare Vielfalt von Schädlingen herangezüchtet hat, die freilich allesamt ebenfalls ihre Daseinsberechtigung auf dem Paradies Erde haben. Im Pflanzenschutzmittelverzeichnis sind aufgeführt:

Insektizide

Darunter verstehen die Experten in Lebensmittelproduktion und -handel vor allem tödliche Mittel gegen Tausende und Abertausende unserer kleinen und winzigen Freunde in der Natur, wie Insekten, Raupen, Larven, Käfer, Pilze und andere Kleinstlebewesen. Ist doch ganz klar, dass die gefräßig sind, sie wollen ja – ihrem genetischen Auftrag entsprechend – ebenfalls leben und sich fortpflanzen. Giftproduzenten entwickeln zahlreiche neue Toxine, wie Carbamate, Alkenylester, Prydylmethylamine oder Chlorkohlenwasserstoffe, und besprühen damit wunderschöne Goldkäfer, Würmer oder Ameisen, die es auf der Erde schon seit Jahrmilliarden gibt, um herauszufinden, wie schnell sie zerfressen werden und sterben. Das Motto der Umweltkiller: »Damit bereiten wir den Menschen eine große Freude, denn wir sichern ihre Ernährung durch gesund wachsende Pflanzen.«

Herbizide

Von diesen hochgiftigen Substanzen werden in Deutschland jährlich mehr als 20 000 Tonnen über unsere schönen Felder und Wälder versprüht. Der Hintergedanke dabei: Nicht jede Pflanze hat ein Recht zu existieren, Unkraut schon gleich gar nicht. Enthaltene Toxine sind tückische heterozyklische Verbindungen, Nitroverbindungen, Karbonsäurederivate und andere. Sie hemmen oder unterbinden zum Beispiel das Pflanzenwachstum oder die Photosynthese von Pflanzen, die zu den großartigsten Entwicklungen der Natur zählt, nämlich das Anzapfen von Sonnenstrahlen, um mit Hilfe dieser Photonenenergie organisches Leben zu erzeugen.

> **BASF: Käfer haben keine Chance**
> - Auf der Rice Expo 2010 in Cabanatuan City bei Manila (Philippinen), Treffpunkt internationaler Reismakler, hatten Insektenfeinde wieder mal ihren großen Auftritt. Die Firma SyngentaAgro mit Sitz in Maintal (weltweit 24 000 Mitarbeiter in 90 Ländern) stellte einen neuen Pilzkiller vor: Armure 300 EC, der Reiserträge um bis zu 20 Prozent aufbessern kann – abhängig davon freilich, wie viel unschuldige Kleinstlebewesen auf den Feldern beseitigt werden.
> - Gleichzeitig stellte Syngenta auf Messeständen das

neue Weinbau-Fungizid Pergado vor. Laut Presseberricht führte dies zu anregenden Gesprächen und überdies wohl auch zu guter Laune, denn der neu entwickelte Giftstoff Mandipropamid wächst auf Blatt und Beeren gleich mit.

- Das neue Reis-Fungizid Armure wird nur zweimal pro Erntesaison versprüht, das erste Mal 30 bis 45 Tage nach Ausbringung der Samen, das zweite Mal 60 bis 75 Tage danach. Das reicht, um so ziemlich alles Leben rund um die Reispflanze zu zerstören.
- Der im kanadischen Mississauga beheimatete BASF-Ableger hat ebenfalls reichlich Anlass zur Freude. Die deutsche Konzerntochter bietet »Heat« an, ein neues sogenanntes Gruppe 14-Breitband-Herbizid, das nach Firmenangaben alles verbrennt, was Glyphosat noch am Leben gelassen hat. Zur Erläuterung: Glyphosat ist Hauptbestandteil von Roundup, dem weltweit mit Abstand größtem Schädlingsvernichter der US-Firma Monsanto. Das BASF-Chemikum wird untergemischt, es erhöht die tödliche Wirkstoffkonzentration anderer Herbizide.
- BASF-Manager Chris Vander Kant verkündet stolz: »Heat wirkt schnell, aggressiv und anhaltend.« Es vernichtet Unkraut in Plantagen für Weizen, Hafer, Malz, Durum, Mais, Kichererbsen, Linsen und Soja. US-Großlandwirte haben das Herbizid in der Prärie schon ausprobiert: »Es wirkt innerhalb vier Tagen, besonders gut gegen bislang widerstandsfähiges Unkraut.«

Giftgigant Monsanto
- Das Unternehmen hat seinen Sitz in St. Louis im US-Staat Missouri, es beherrscht weitgehend den Weltmarkt für Saatgut und Herbizide, setzt pro Jahr etwa 15 Milliarden US-Dollar um, bei knapp 20 Prozent Gewinn. Die Hälfte dieses Gewinns wird postwendend in Forschung und Entwicklung neuer Produkte gesteckt.
- Monsanto liefert vor allem gentechnisch verändertes Saatgut für Mais, Soja oder Raps – und die nötigen Pflanzenschutzgifte gleich mit. Mit Marktanteilen – je nach Sparte – von bis zu 85 Prozent dirigiert das Unternehmen den Einsatz von Toxinen auf allen Erdteilen – dies stets unter dem ideologischen Anspruch, Menschen vor allem in der Dritten Welt mit Nahrung zu versorgen.
- Unter dem Markennamen Roundup produziert und vertreibt Monsanto ein Breitbandherbizid mit dem biologischen Hauptwirkstoff Glyphosat einen absoluten Umsatzrenner. Glyphosat ist eine farb- und geruchlose Substanz, deshalb für Insekten und Kleinsttiere so gefährlich, weil es nicht abschreckend wirkt. In Deutschland werden derlei Produkte unter dem Werbeslogan vertrieben, dass sie dem Menschen nicht schaden, also lediglich Bakterien, Pilzen, Hefen oder Käfern. Bio-Science-Experten sind indes der Überzeugung, dass Glyphosat mittelfristig bei Menschen beträchtliche gesundheitliche Schäden hinterlässt.
- Roundup wird über grüne Pflanzenteile wie Blätter oder Stängel aufgenommen, es dringt verseuchend in

> Grundwasser und Erdreich ein, verändert deren natürliche Komposition, führt zu einer massiven Bedrohung von Pflanzenarten. In Indien, wo Glyphosat großflächig eingesetzt wird, sind bereits weite Teile der Böden und Ackerflächen total glyphosatvergiftet.

Fungizide

Dies sind speziell »abgerichtete« Vernichtungsmoleküle gegen Pilzbefall. Weil die Natur eine unvorstellbare Mannigfaltigkeit verschiedener Lebensformen und rund 50 000 niedere und 100 000 höhere Pilzarten hervorbringt, werden auch entsprechend unterschiedliche Pilzkiller im Labor gezüchtet und versprüht. Dazu zählen zum Beispiel Morpholine, Imidazole, Strobilurine, Triazole und andere, die allesamt auf unterschiedliche Weise Wachstum und Leben der Pilze hemmen und zerstören.

Molluskizide

Dies sind Toxine gegen die oft leidigen Schnecken auf kleinen wie auch großen Bodenanbauflächen. Schnecken sind vergleichsweise große Schädlinge, dementsprechend sind Mittel zur Vernichtung in keinster Weise umweltverträglich, sie lassen sich kaum ganz gezielt einsetzen, vergiften nicht nur Schnecken, sondern auch Würmer, Larven, Käfer, Bienen, Wespen, Schmetterlinge und sogar Vögel.

Bakterizide

Bei dieser Gruppe handelt es sich um Mittel zur Abtötung von Bakterien aller Art. Sie hemmen Wachstum und Vermehrung von Bakterienzellen, ähnlich wie sie dies auch in der Humanbehandlung von Infektionen tun. Weil auch Konsumpflanzen immer wieder von Bakterien bedroht sind, werden diese chemischen Mittel ebenfalls gerne eingesetzt, sie bereichern somit den umfassenden Giftcocktail, dem Pflanzen jahraus, jahrein ausgesetzt sind.

Neben diesen weit verbreiteten Pflanzenschutzmitteln gibt es noch:

- Nematizide gegen im Boden lebende Schädlinge, wie zum Beispiel Fadenwürmer
- Akarizide gegen Zecken, Spinnentiere und Milben
- Rodentizide gegen Nagetiere wie Mäuse und Ratten
- Mittel gegen Viren oder Beizmittel

Auch in Deutschland wird fleißig gesprüht

Auf unseren Äckern und Feldern zwischen Ostsee und Alpen werden pro Jahr etwa 20 000 Tonnen Herbizide aufgebracht, außerdem 11 000 Tonnen Fungizide sowie rund 12 000 Tonnen Insektizide und andere Pflanzenschutzmittel. Die Toxine töten zunächst Unkraut und Schädlinge ab, danach haben sie ihre Pflicht getan und landen im Grundwasser oder im Humus. Sowohl Bakterien, Insekten als auch Unkraut werden allerdings nach und nach widerstandsfähiger, letztlich möglicherweise immun gegen bestimmte toxische Wirkstoffe. Sie entwickeln genetische Resistenzen. Was übrig bleibt, sind verseuchte Grundwässer und Ackerböden, die irgendwann erneut von Mikroorganismen beherrscht werden. Dafür sorgt schon der Auftrag der Natur zur Arterhaltung und

Fortpflanzung, ganz egal, ob es sich um Unkraut, Schimmelpilze, gefräßige Schädlinge im oder über dem Erdreich oder um Nagetiere handelt.

Giftrückstände in Lebensmitteln

Ganz klar, dass bei einem solch massiven Einsatz von Pflanzenschutzmitteln nicht sämtliche Toxin-Rückstände auch wirklich ins Erdreich, in Bäche, Flüsse oder Seen ausgeschwemmt werden. In der EU hat sich inzwischen ein über Ländergrenzen hinweg koordiniertes Überwachungsprogramm etabliert für das sogenannte Monitoring von Rückständen in unserem Gemüse und Obst, dem Fleisch oder dem Getreide. Dabei kommt es zwangsläufig zu einer zunehmenden Registrierung von Mehrfachrückständen von Pflanzenschutzmitteln, die sich seit den vergangenen zehn Jahren etwa verdoppelt haben.

Die Europäische Pflanzenschutzrichtlinie wurde im Jahr 1993 eingeführt, seinerzeit waren rund 920 Einzelwirkstoffe auf dem Markt. Inzwischen ist knapp die Hälfte davon nicht weiter erhältlich oder verfügbar, mehr als 130 sind jedoch neu hinzugekommen. Es bedarf keines Rätselratens, um zu ermessen, dass diese neuen Umwelttoxine meist ein höheres Vergiftungspotenzial aufweisen als ihre oft noch relativ harmlosen Vorgänger. Besonders häufig mit Mehrfachrückständen belastet sind Obst und Gemüse, aufgeführt in folgender Hitliste:

- Mandarinen
- Weintrauben
- Erdbeeren
- Orangen

Das Prinzip Genmutation

- Die paradiesische Vielfalt von Tieren und Pflanzen auf der Erde konnte sich nur deshalb so üppig entfalten, weil sich Gattungen jeweils den Lebens- und Klimabedingungen anpassten. Ein Beispiel: Wenn Rudel von Wüsten-Kojoten aus dem heißen Arizona in die sibirische Tundra versetzt werden, werden viele dieser Tiere in der ungewohnt frostig-eisigen Umwelt nicht lebensfähig sein. Andere hingegen passen sich an. Sie entwickeln über Generationen hinweg ein dickeres Fell zum Schutz gegen Kälte, akklimatisieren sich an das veränderte Nahrungsangebot.
- Ähnlich verhält es sich bei uns Menschen. Wenn wir uns über viele Jahre hinweg mit zu fetten und süßen Lebensmitteln ernähren, uns also dauerhaft zu viele Kalorien zuführen, glaubt unser Organismus irrtümlich, dass wir in einer Region leben, in der das Speichern von Körperfett lebensnotwendig ist, nicht anders wie bei Grizzlybären oder Murmeltieren vor deren Winterschlaf. Dafür sorgen sogenannte Obesity-Gene (von englisch Obesity = Fettleibigkeit).
- Bakterien, aber auch Insekten oder viele Pflanzen verfügen über weniger Gene als wir Menschen, können sich deshalb in sogenannten Punktmutationen rascher auf veränderte Umweltbedingungen einstellen. Auf das Einwirken von Herbiziden oder anderen Schädlingssprühmitteln entwickeln sie oft innerhalb Wochen, Tagen oder Stunden veränderte Gensequenzen, die sie immun machen.

- Biophysiologen erklären deshalb: »Über längere Zeiträume von Jahrzehnten oder vielleicht Jahrhunderten werden Umweltgifte unser Leben auf der Erde vernichten. Danach aber – wenn wir Menschen uns selbst mit unseren eigenen Chemietoxinen ausgerottet haben – wird neues, wuchernd-üppiges Leben auf der Erde entstehen. Dann erobert sich die Natur den Planeten zurück.«

- Johannisbeeren
- Zitronen
- Paprika
- Salat
- Äpfel
- Birnen

Mehrfachrückstände bilden sich, wenn Kulturpflanzen vor schädigenden Einflüssen verschiedener Erreger oder Organismen geschützt werden sollen. Mitunter sind mehrere Toxineinsätze während einer Vegetationsperiode nötig. Wenn stets der gleiche Wirkstoff eingesetzt wird, bilden sich Resistenzen, die Wirkung der eingesetzten Substanz lässt nach. Deshalb werden häufig unterschiedliche Wirkstoffe versprüht oder anderweitig eingesetzt, die Schädlinge an jeweils unterschiedlichen Punkten angreifen. Nicht selten weisen Erntefrüchte einer einzigen Lieferung, wie zum Beispiel Äpfel, ein unterschiedliches Schadstoffmuster auf, wenn sie etwa aus einer Genossenschaft stammen, an die mehrere Erzeuger liefern.

Für Behörden und Toxikologen ist es nicht immer leicht, gesundheitliche Risiken durch Pflanzenschutzmittel über Proben rechtzeitig zu entdecken. Immerhin gibt es weltweit mehr als 1000 chemische Verbindungen, die in Pflanzenschutzmitteln eingesetzt werden. Viele dieser Mittel enthalten mehr als nur einen Wirkstoff. Rückstände mehrerer Wirkstoffe in pflanzlichen Lebensmitteln lassen sich nach Ermessen der Überwachungsgremien kaum oder gar nicht mehr vermeiden. Dafür sorgt schon die zunehmende Anzahl neu entwickelter Pflanzenschutzmittel bzw. neuer Kombinationsstrategien bei deren Einsatz.

Schadstoffe im Tierfutter

Es gab einmal eine Zeit – und die liegt noch gar nicht so lange zurück –, da bekamen die Schweine im Stall die Futterreste aus der Küche in ihren Trog, die Hühner durften frei im Garten herumlaufen und sich ihr Futter picken. Alles war noch reine Natur, Begriffe wie Pflanzenschutzmittel oder Futtermittelzusatz waren unbekannt. Heute sind Vegetarier (die möglichst auch keine Eier konsumieren) im Vergleich zu Nicht-Vegetariern nur zur Hälfte mit Umweltgiften der Landwirtschaft und der Erzeuger belastet – denn unser Stallvieh und unsere Legehennen sind mit Schadstoffen ziemlich vollgestopft.

Dabei tun die Europäische Kommission, unsere Überwachungsbehörden, das Bundesamt für Verbraucherschutz und Lebensmittelsicherheit oder das Bundesinstitut für Risikobewertung alles, was in ihren Möglichkeiten steht, um die Attacken kommerziellen Gifteinsatzes irgendwie einzudämmen oder ihrer Herr zu werden – ein eigentlich hoffnungsloses Unterfangen. Denn ähnlich wie bei Produktion und Handel pflanzlicher Lebensmittel überlappen auch bei der Fleisch-, Fisch-, Geflügel- und Eiererzeugung volkswirtschaftliche Interessen. Es geht also um Arbeitsplätze. Das Verbot von Futtermittelzusatzstoffen bedeutet gleichzeitig einen Rückgang des Bruttosozialprodukts. Außerdem werden dann beispielsweise Schweinegeschnetzeltes aus der Tiefkühltruhe, ein Putenschnitzel, Eiersalat oder Zuchtforellen noch giftbelasteter, wenn diese Produkte als Importware aus fernen Regionen zu uns kommen, wo der Begriff Futterzusatzstoffverordnung womöglich nur symbolischen Charakter hat.

Zusatzstoffe: Buch mit 7 Siegeln

EU-weit und auch innerhalb der Bundesrepublik Deutschland gilt der Ehrgeiz der Produzenten möglichst hohen Erträgen bei der Aufzucht. Da wird nicht selten mit unerlaubten Mitteln nachgeholfen, so zum Beispiel mit verbotenen Hormonen (lesen Sie dazu bitte mehr im nachfolgenden Kapitel). Überwachungsbehörden erlassen deshalb immer wieder neue Richtlinien zur Abwehr von Gesundheitsrisiken. Eine äußerst schwierige Aufgabe, denn Verordnungen betreffen nicht nur eine Vielzahl von Tieren, sondern auch ein nahezu unüberschaubares Register an Einzelpositionen, so etwa auch über Namen des Produzenten, der Zulassungen beantragt hat. Die Liste umfasst:

- Kennnummer des Zusatzstoffs
- Name des Zulassungsinhabers
- Handelsbezeichnung des Zusatzstoffs
- Chemische Bezeichnung
- Tierart

Was sind Futtermittelzusatzstoffe?
- Nach den Begriffsbestimmungen der entsprechenden Verordnungen handelt es sich dabei um Stoffe, die Futtermitteln oder Wasser zugesetzt werden, um verschiedene Aufgaben zu erfüllen.
- Die Beschaffenheit des Futtermittels soll positiv beeinflusst werden.
- Auch das tierische Enderzeugnis soll verbessert werden.
- Bei Zierfischen oder Ziervögeln sollen diese Stoffe für eine kräftigere Farbbildung sorgen, damit sich die Tiere auch besser verkaufen lassen und daheim im Käfig oder im Aquarium hübscher und farbkräftiger leuchten.
- Der Nährstoffbedarf der Tiere soll sichergestellt werden, etwa durch Aminosäuren (Eiweißbausteine) oder Vitamine.
- Die Tierproduktion soll verbessert werden, somit das Leistungsvermögen und auch das Wohlbefinden der Tiere. Deshalb werden Zusatzstoffe oft verabreicht, um die Verdauung der Tiere zu verbessern.
- Die verabreichten Zusatzstoffe sollen antibakteriell wirken, oder auch – wie es in der Fachsprache heißt – kokzidiostatisch, das heißt gegen lästige einzellige Parasiten. Kokzidien zählen traditionell zu den Erzfeinden der Tiermastbetreiber. Die Parasiten befallen den Verdauungstrakt der Tiere, was zu Durchfall führt. Anstatt schnell an Schlachtgewicht zuzunehmen, nehmen dann Rinder, Schafe, Schweine, Geflü-

> gel, Fische oder andere Konsumtiere ab. Jungtiere mit noch nicht ausgereiftem Immunsystem sterben oft nach dem Befall dieser Protozoen, die sich in außerordentlich hohem Tempo vermehren, trotzdem freilich ihre eigene Lebensberechtigung haben.
> - Damit Stall- und Masttiere schnell wachsen und ein gutes Schlachtgewicht sowie befriedigende Erlöse erbringen, werden auch Harnstoffe, Enzyme, Radionuklidbindemittel, Säureregulatoren oder Silierzusatzstoffe verabreicht.

- Höchstalter der Tiere
- Mindest- oder Höchstgehalt des Zusatzstoffs
- Geltungsdauer der Zulassung
- Sonstige Bestimmungen

Auch die Gebrauchsanweisungen für die Zusatzstoffe sind umfangreich. Sie betreffen Vorgaben wie Lagertemperatur oder Haltbarkeit. Hersteller von Zusatzstoffen überbieten sich gegenseitig in Lobpreisungen ihrer Produkte mit Werbeslogans wie »Verbesserung der Lebendgewichtszunahme um bis zu 40 Prozent«, »Um 18 Prozent verbesserte Verdaulichkeit«, »30 Prozent verbesserte Mastleitung«, »optimierte Futterverwertung«, »Verringerung der Säurebindung des Futters« und vieles mehr. Schlachttiere werden von den Vertriebsstrategen für Futtermittelzusatzstoffe als Gegenstände betrachtet. Nicht anders wie Autos, bei denen Benzinverbrauch, PS-Leistung oder CO_2-Ausstoß als Verkaufsargument bewertet werden.

Tricksen mit Hormonen

Hormon-Doping, also der Einsatz von Hormonen in der Tiermast, ist in Deutschland verboten. Die Verordnung ist so manchem Masttierhalter ein Dorn im Auge, denn weit besser als das nährstoffreichste Futter eignen sich Hormone als Wachstumsbeschleuniger. Also wurde und wird fleißig gedopt, mit körperfremden und körpereigenen synthetischen Hormonen. Die körperfremden unter diesen Botenstoffen werden von Kontrollbehörden seit langem nachgewiesen, das illegale Aufpeppen von Mastfutter geschieht also vorwiegend mit Hormonen, die von Tieren auch selbst synthetisiert werden. Dies betrifft vor allem männliche und weibliche Steroidhormone wie Testosteron und Estradiol sowie das bei Tiermästern beliebte Wachstumshormon. Unter der Federführung des deutschen Bundesamts für Risikobewertung (BfR) wurde jetzt ein Verfahren entwickelt, mit dem auch der Einsatz scheinbar natürlicher Steroide bei Nutztieren nachgewiesen werden kann. BfR-Präsident Professor Dr. Dr. Andreas Hensel: »Die Nachweislücke ist nun geschlossen, das Hormonverbot kann endlich wirksam kontrolliert werden.«

Die Realität sieht freilich etwas anders aus. In geheimen Stammtischrunden, so zum Beispiel auch unter Deutschlands Tierzüchtern, sind Wachstumsverbesserer Thema Nummer eins. So wurde jahrelang das synthetische Gestagen MPA in Importfutter untergemischt und an deutsche Landwirte verkauft. Weil nicht alle Liefercharges aus Drittländern kontrolliert werden können, gelangen immer wieder Beimischungen nach Deutschland – nicht selten auf Vorbestellung. Bester Verbündeter profitfreudiger Tiermäster bleibt das Wachstumshormon. Das Molekül wird in der Hirnanhangdrüse synthetisiert, das Molekül ist groß und sperrig, besteht aus 189 Eiweißbausteinen. Für die körpereigene Produktion wird viel Vitamin C als Enzymspender benötigt (deshalb hat die Hirnanhangdrüse die höchsten Vitamin C-Konzentrationen im Körper). Das massive Mästen mit jederzeit erhältlichen Aminosäuren und Vitamin C kann Nutztiere schneller wachsen lassen.

Neuerdings wird das Growth Hormone Releasing Peptide-2 eingesetzt, ein aus nur sechs Eiweißbausteinen bestehendes Molekül, das die unnatürliche Synthese von Wachstumshormonen noch mehr beschleunigt. Dies macht Tiere anfälliger gegenüber Infektionen und anderen Krankheiten, weil sich das Immunsystem nicht entsprechend schnell entwickelt. Als Folge werden zusätzlich Antibiotika verabreicht. Der Schlachtvorgang führt bei diesen Tieren zu einem extremen Ausstoß an weiteren Stresshormonen wie Cortisol, Glukagon, Adrenalin und anderen. Schlachtfleisch ist dann oft mit chemischen Substanzen regelrecht vollgestopft, die von unserem menschlichen Organismus gar nicht ausreichend abgebaut werden können.

Das Gift in unseren Eiern

So richtig freuen kann man sich über sein Frühstücksei schon lange nicht mehr, immer wieder finden sich hochbelastete Eier im Handel. Deshalb sah sich das Bundesamt für Risikobewertung im Mai 2010 veranlasst, auf einen Hinweis im EU-Schnellwarnsystem zu reagieren. In Eiern deutscher Legehennenbetriebe in elf Bundesländern wurden erhöhte Dioxin-Gehalte gemeldet. Ursache war möglicherweise dioxinbelasteter Futtermais aus der Ukraine. Doch auch deutsche

Gentechnik im Vormarsch

- Besonders aufmerksam beobachtet werden von deutschen Überwachungsbehörden Verbrauch und Einfuhr gentechnisch veränderter Futter- und anderer Mittel. Der Verbraucher muss laut Gesetz über den Einsatz aller aus gentechnisch veränderten Organismen hervorgegangenen Erzeugnisse informiert werden, durch den Hinweis »gentechnisch verändert« oder zum Beispiel »aus gentechnisch verändertem Mais«.
- Neu ist die Kennzeichnungspflicht für genetisch veränderte Futtermittel. Lediglich die aus entsprechend gefütterten Tieren gewonnenen Lebensmittel, wie Fleisch, Eier oder Milch, bleiben weiterhin von der Kennzeichnungspflicht ausgenommen.
- Den »Gen-Sündern« unter Herstellern und Händlern bietet sich hier eine Gesetzeslücke, die unbedingt geschlossen werden muss. Denn bestimmte genetisch veränderte Lebens- und Futtermittel dürfen bereits jetzt in der EU verkauft werden, wie Soja und Mais oder auch Speiseöl aus verschiedenen Raps- und Baumwollsorten.
- Weil Gen-Gesetze in der EU überall Löcher und Risiken aufweisen, wird künftig eine neu geschaffene Europäische Behörde für Lebensmittelsicherheit (EBLS) weitere Richtlinien und Verordnungen erlassen. Die Gentechnik bei Lebens- und Futtermitteln bleibt trotzdem eine Art Damoklesschwert über unserer Gesundheit. Zwar sind Lebensmittel, die lediglich Spuren genetisch veränderter Organismen enthalten

> (laut Gesetz höchstens 0,9 Prozent), unbedenklich. Die Gefahr droht aber in der Ausbreitung, aus der aggressiven Dynamik, mit der entsprechende Unternehmen, unter Vorbild und dem Eroberungsfanal von Monsanto, die internationalen Märkte bedrängen.

Böden und Futtermittel sind offensichtlich weiter mit Dioxin und verwandten Giftstoffen belastet, wie zum Beispiel mit Polychlorierten Biphenylen (PCB) oder den ebenso giftigen Furanen. Sie entstehen bei Verbrennungsprozessen, zum Beispiel auch bei Waldbränden oder Vulkanausbrüchen.

Eier kommen nach Güteklassen in den EU-Handel, kategorisiert nach A Extra, A, B und C. A Extra-Eier unterscheiden sich von A-Eiern durch eine geringere Luftkammer. Im Handel befinden sich nur Eier der Güteklassen A. Sie sind weder gewaschen noch gereinigt, und ihre Schale ist nicht in irgendeiner Weise verletzt oder beschädigt. B-Eier sind Eier zweiter Wahl mit größerer Luftkammer, sie werden mit einem roten Stempel versehen. C-Eier werden lediglich industriell verwertet. Auf der Verpackung gibt es folgende Angaben: »Eier aus Freilandhaltung«, »Eier aus Bodenhaltung« oder »Eier aus Käfighaltung«. In Deutschland werden etwa 35 Millionen Legehennen gehalten, zwei Drittel davon in winzigen Käfigen. Der Vertrieb von Käfigeiern geht indes zurück, während qualitativ hochwertige Eier aus dem Freilandbetrieb beliebter werden, wenngleich sie teurer sind. Inzwischen haben einige Handelsketten und Hotels ihren Verzicht auf Käfigeier bekannt gemacht.

Legehennenbatterien, in denen manchmal Hunderttausende Hennen auf engstem Raum zusammenleben, jedem einzelnen Tier mitunter nur Platz von der Größe einer DIN-A4-Seite zur Verfügung steht, sind natürlich wahre Brutstätten für Keime, Bakterien, Pilze und andere Mikroorganismen. Deshalb ist das Salmonellen-Risiko enorm hoch. Durch das in großen Mengen verabreichte Futter gelangen Schadstoffe ins Ei. Aus diesem Grund sind bei Großbetrieben Impfungen gegen Salmonellen Pflicht. In den hochmodern mit automatischen Kot-, Futter- und Tränkebändern ausgestatteten Betrieben finden Bakterien optimale Lebensbedingungen, insbesondere in den Ausscheidungen der Hühner. Das absolut keimfreie und gesunde Ei kann es demnach nur beim Biobauern geben.

Lebenselixier Wasser

Kein anderes Lebensmittel wird von unseren Behörden so rigoros überwacht wie unser Wasser, das ja auch Lebenselixier und Grundbestandteil aller unserer anderen Nahrungsmittel ist. In laufenden Messprogrammen von Bundesländern und Kommunen werden dabei für Flüsse und Seen biologische Kenngrößen erfasst:

- Gewässergüte
- Belastungsquellen, zum Beispiel mit Schwermetallen
- Organische Mikroverunreinigungen
- Industriechemikalien
- Pestizide

Über diese Kriterien werden regelmäßig Bewertungen der Gewässerstruktur und Gewässergüteentwicklung erfasst und durch das Umweltbundesamt und die Länderarbeitsgemeinschaften Wasser veröffentlicht. Der Gewässerschutz hat in Deutschland absolute Priorität. Dies betrifft in erster Linie das Grundwasser als bedeutenden Teil des Wasserkreislaufs. Grundwasser stammt vorwiegend aus eingesickertem Regenwasser, es versorgt im Erdreich Pflanzen mit dem nötigen Nährwasser, zeigt sich in Quellen an der Oberfläche, speist Bäche und Flüsse und prägt in hohem Maß die Qualität unserer Oberflächengewässer, zum Beispiel von Seen. Etwa 74 Prozent unseres Trinkwassers wird dem Grundwasser entzogen oder entnommen, das somit unser wichtigster Wasserlieferant ist. Trotz aller Bemühungen der Behörden ist unser Grundwasser dennoch gefährdet, es wird durch Tausende Chemikalien belastet, die heute Bestandteil unserer Umwelt und aus unserem Alltag oft nicht wegzudenken sind.

Trinkwasserqualität

Trinkwasser ist nicht keimfrei, kann es selbst nach sachgerechter Aufbereitung gar nicht sein. Es wird immer Mikroorganismen wie Bakterien oder Viren enthalten, die bei geringen Konzentrationen harmlos sind, im Gegenteil sogar dafür sorgen können, dass unser Immunsystem Abwehrkörper entwickelt und somit Gesundheitsgefahren vorbeugt. In den letzten 20 Jahren aber hat sich die Qualität unseres Trinkwassers deutlich verschlechtert:

- Die Konzentrationen von Krankheitserregern wie Salmonellen oder Shigellen haben sich in vielen Regionen erhöht.
- Neue, bislang kaum registrierte pathogene Bakterien, Mikroben oder Parasiten haben sich in oft beträchtlichen Quantitäten hinzugesellt, wie Campylobacter, von denen einige Arten gesundheitsschädlich sind, außerdem Escherichia coli-Bakterien oder Noroviren.
- Die bedrohlichste Verunreinigung stammt allerdings von chemischen Umweltgiften aus Wasch- und Reinigungsmitteln, Lösungsmitteln, Kosmetika- und Farbrückständen etc. Dies ist nicht weiter verwunderlich, wenn man berücksichtigt, dass jährlich Millionen Tonnen solcher Toxine in unser Grundwasser gespült werden.

Der selbst gestellte Auftrag der Gewässerschutzbehörden, dass Trinkwasser keine Krankheitserreger in gesundheitsgefährdenden Konzentrationen enthalten darf, lässt sich kaum oder gar nicht erfüllen. Das Umweltbundesamt entwickelt ständig neue Konzepte zur Verbesserung der Trinkwasserqualität. Doch es hat einen bedeutenden Widersacher: die Union aus Produzenten und Handel, deren Erträge von dem Einsatz von Gift- und Schadstoffen abhängen. Auch hier lautet deren Prämisse: entweder Gesundheit – oder aber Profit plus Arbeitsplätze.

Paradies für Schadstoffe

»Trinkwasser soll genusstauglich und rein sein« – so steht es in der Trinkwasserverordnung. »Und es soll appetitlich sein und zum Genuss anregen, außerdem muss es arm an Keimen sein.« Was aus unseren Wasserhähnen sprudelt, regt freilich nur bedingt zum Genuss an. Dies gilt insbesondere in Ballungsräumen und Großstädten. Das Hauptproblem: Mikroorganismen und Kleintiere werden in ohnehin belasteten Gewässern besonders gerne von Bakterien besiedelt, die die Keimkonzentrationen des Trinkwassers zwangsläufig erhöhen. Die Beimengung von Chlor kann das Wachstum von Mikroorganismen hemmen, trägt aber selbst wiederum zur Beeinträchtigung einer natürlichen Wasserqualität bei.«

Trotz strengster Kontrollen und Strafmaßnahmen werden immer wieder giftige Chemikalien in Gewässer entsorgt, so zum Beispiel aus Klärschlamm oder Düngemitteln. Im Jahr 2006 wurden Behörden in Nordrhein-Westfalen durch die

Wasser: Biotope für Krankheitserreger
Zahlreiche sogenannte aquatische Mikroorganismen, die im Trinkwasser leben, ernähren sich von Umweltgiften, viele von ihnen synthetisieren und scheiden aber auch Toxine aus. Dazu zählen:

- Planktische Algen bzw. Phytoplankton, die Filtersysteme der Trinkwasseraufbereitung verstopfen können. Sie tragen dazu bei, dass Wasser übel riechen und schmecken kann.
- Cyanobakterien produzieren Gifte und lästige Geruchs- bzw. Geschmacksstoffe.
- Klein- und Kleinsttiere leben am liebsten in verseuchtem Grundwasser: Wasserasseln oder Borstenwürmer, Flohkrebse oder Brunndrahtwürmer freuen sich über den tonnenfachen Schadstoffsegen, der Tag für Tag aus Spülbecken, Toiletten, industrieller Wasserentsorgung oder Waschmaschinen ins Grundwasser gelangt und dessen mikrobielle Struktur zu ihren Gunsten verändert.
- Die oft nur millimetergroßen Mini-Krebse sind genetisch mit Shrimps oder Garnelen verwandt, dringen über Rohrleitungen mitunter wenig appetitlich bis in Wassergläser oder Badewannen vor. Unsere Wasserkontrolleure bemühen sich deshalb vorrangig, Lebensbedingungen für solche Kleinlebewesen oder auch Algen bzw. Bakterien zu beschneiden.

Alarmwarnung aufgeschreckt, dass krebserregende Perfluortenside (PFT), eine extrem toxische, nicht abbaubare Substanz, in das Trinkwasser von Haushalten gelangte. Das Chemiegift befand sich hochkonzentriert in illegal verklapptem Dünger, erreichte über den Fluss Möhne schließlich die Ruhr. »In solchen Fällen zeigt sich nur die Spitze des Eisbergs«, erklären Umweltexperten. »Die Dunkelziffer krimineller Entsorgung ist hoch. Sie reicht von abgelassenen Autoölen bis hin zu Farblösern, sorglos weg gekippten Nagellackentfernern oder hochgradig verseuchtem Klärschlamm.«

Autoschrott im Grundwasser

Was von unserer Gesellschaft nicht mehr gebraucht wird, wird recycelt oder entsorgt, verschwindet aber niemals ganz. Dies gilt auch für wesentliche Teile der Autoverwertung. Während manche Metalle willkommenes Einschmelzgut darstellen, können andere Komponenten nicht verwendet werden. Kunststoffe, Gummi, Textilien und Lack sind Schreddermüll, der deponiert wird, dessen Abbauprodukte aber auch ins Grundwasser gelangen, nicht selten zusammen mit Resten von Bremsflüssigkeit, Altöl, Altbenzin oder Batteriesäuren. Die Folgen: Grundwasser wird nicht nur zusätzlich vergiftet, sondern Mikroben nutzen die Bestandteile auch als Energiequelle. Dadurch verändert sich das Bodenmilieu, Pflanzen treiben ihre Wurzeln jetzt in einem weitaus giftigeren Erdreich aus.

In welchem Ausmaß sich Abbauprodukte und Rückstandsmoleküle unseres Gesellschaftsmülls mittel- oder langfristig zu neuen Umwelttoxinen ausformen, ist nicht absehbar. Denn Erdreich und Grundwasser werden immer mehr zum Auffangbecken für Schad- und Giftsubstanzen. Die Umweltschutzorganisation Greenpeace hat in einer umfangreichen Dokumentation, der »Schwarzen Liste«, die gefährlichsten Pestizide zusammengefasst. Darunter befinden sich 149 in der EU zugelassene Wirkstoffe, beispielsweise:

- Lambda-Cyhalothrin, ein farbloses, nur leicht riechendes Insektizid. Es greift aggressiv das Nervensystem von Käfern, Spinnen, Würmern, Ameisen oder Insekten an, führt schnell zu Lähmung und Tod. Das Toxin gilt als krebserregend, kann zu Appetitlosigkeit, Übelkeit, Kopfschmerzen, aber auch zu bedrohlicheren Symptomen wie nervösen Störungen und Anfällen führen. Es wird weltweit – vor allem in China – in großen Mengen produziert und verkauft.
- Phenamiphos ist ein stark wassergefährdender, übler Meeresschadstoff. Beim Verbrennen der weißen bis braunen Kristalle bilden sich giftige Dämpfe aus Phosphor-, Schwefel- und Stickoxid. Typisches aggressives Kontaktgift, das auf Haut oder durch Einatmen bedrohliche Symptome auslösen kann.
- Ethoprophos ist ein beliebtes Insektizid zur Abtötung von Fadenwürmern. Findet sich schnell im allgemeinen Giftcocktail von mehr als 14 000 Chemiesubstanzen im Grundwasser wieder, gilt als extrem giftig für Säugetiere.
- Chlorpyriphos ist ein von Großlandwirten weltweit verwendetes Insektizid. Wird gegen Bodenschädlinge aller Art eingesetzt, vor allem gegen saugende und stechende Insekten.

Die Liste der Toxine im Grundwasser ist darüber hinaus lang. Hier seien nur einige genannt:

- Schwermetalle wie Arsen, Blei, Cadmium oder Quecksilber
- Giftmetalle wie Nickel, Selen oder Kupfer
- Lindan
- Nitrate
- Sulfat
- Toluol
- Industriechemikalien
- Flüchtige organische Verbindungen, wie zum Beispiel Trichlorethan, eine klare Flüssigkeit, die zum Reinigen und Entfetten verwendet wird
- Chlorbenzol: riecht nach Mottenkugeln, gilt als stark grundwassergefährdend, weit verbreitetes Lösungsmittel bei der Herstellung von Pflanzenschutzmitteln und Farbstoffen

Die meisten dieser Verbindungen sind schwer oder kaum abbaubar. Sie werden viele nachfolgende Generationen belasten. »Die Alarmglocken schrillen«, heißt es bei Greenpeace und anderen umweltengagierten Gruppierungen, »die Uhr tickt, unser ökologisches System droht umzukippen. Wir müssen unser Wasser retten, damit unsere blühende Erde wieder eine Zukunft hat.«

Wasser ist ein Geschenk der Natur

Das H_2O-Molekül besteht aus nur drei Atomen, zwei Wasserstoff- und einem Sauerstoffatom. Es ist also ein sehr kleines Molekül, gerade deshalb aber überall auf der Erde im Stoffwechsel sehr einsatzfähig. Wasser bedeckt drei Viertel unseres Planeten, in Ozeanen, Seen, Flüssen oder Bächen. Wasser ist nicht nur ein Geschenk, sondern auch ein Wunder der Natur. »Wer als Biologe jemals das unendlich perfekte Zusammenwirken von Pflanzen und Wasser beobachtet hat, kann nur staunen, gerührt und angerührt von diesem Mechanismus, dem alles Leben auf der Erde entstammt«, sagen Wissenschaftler.

Dem Wasser verdanken die rund 300 000 Pflanzenarten und natürlich auch Millionen von Lebensformen ihre Existenz. Wie Wurzelzellen Wassermoleküle liebevoll einfangen und über Stängel und Blätter weiterleiten, ist bester Anschauungsunterricht über Entstehungsgeschichte und biologische Evolution. Erst jetzt, im 21. Jahrhundert, macht der Mensch das Wasser zum Instrument der Zerstörung – indem er dieses wundervolle Element unerbittlich mit mehr und mehr Schad- und Giftstoffen anreichert. Unser Grund- und Trinkwasser ist heute – je nach Region – bis zu 4 000 Mal stärker belastet als noch vor 80 Jahren.

Saurer Regen: Ein Pflanzenkiller

Was unsere vergifteten Abwässer nicht schaffen, die Millionen Tonnen Toxine ins Grundwasser spülen, komplettiert der saure Regen von oben. Kohle- und andere Verbrennungsanlagen, Fabriken, Lastwagen und PKWs, Schiffe und industrielle Quellen stoßen neben anderen Giftsubstanzen Schwefeldioxid (SO_2) aus, das als leichtes Gas in die Atmosphäre aufsteigt. Von dort sinkt es in Form von saurem Staub oder saurem Regen auf die Erde herab und verursacht unermessliche Schäden in unserer Umwelt. SO_2 wird von Staubpartikeln oder Wasserdampf aufgenommen, es entsteht Schwefelsäure, die nicht nur Pflanzen abtötet, sondern auch Metalle, manche Kunststoffe und sogar Zement korrodieren lässt, wodurch weitere Schadstoffe entstehen. Saurer Regen kann bis zu 1000 Mal saurer und somit ätzender sein als normaler Regen.

Im Nordosten der USA berichteten Frauen, dass saurer Regen auf der Straße Löcher in ihre Seidenstrümpfe gefressen hätte. In Deutschland, ganz besonders aber in Skandinavien, sind Hunderttausende kleiner und größerer Seen vom sauren Regen bedroht, manche von ihnen sind bereits tote Gewässer, in denen keine Fische, Algen, Larven oder andere aquatische Lebewesen mehr existieren. Bei uns kommt es immer wieder zu Perioden bedrohlichen Waldsterbens, verursacht durch die hochgiftigen Niederschläge.

Wasser & Pflanzen: Eine Liebesbeziehung

- Die kleinen Wassermoleküle verfügen über erstaunliche Eigenschaften. Über die Kohäsion binden sie sich untereinander, über die Adhäsion binden sie sich an andere Substanzen, so zum Beispiel an ein Wasserglas. Über die Kapillarität kann Wasser in engen Gefäßen aufsteigen – ganz gegen die Gesetze der Schwerkraft.
- Wenn wir Wasser in einen Blumentopf voller Erde gießen, beobachten wir zunächst den Vorgang der Adhäsion. Das Wasser sinkt ein und nässt die Erde, entsprechend seinem »Bedürfnis«, sich anderen Substanzen anzuheften. Viel von dem eingegossenen Wasser verbleibt in der Blumentopferde, als Folge von Adhäsion, Kohäsion und Kapillarität. Die Wassermoleküle widersetzen sich der Schwerkraft, indem sie sich etwa an Erdpartikel anheften, in winzige Ritzen und Lücken eindringen, um danach sofort nach oben zu streben.
- Genau in dieser Fähigkeit liegt die lebenspendende Beziehung zwischen Wasser und Pflanzen. Wenn ein Wassermolekül in einen hauchdünnen Gewebsspalt, beispielsweise die Wurzelfaser einer Blume, eindringt, saugt es über die Kohäsion gleich weitere Wassermoleküle an. Deshalb verbleibt in so einem Blumentopf viel Wasser, anstatt dass es – gemäß dem Gesetz der Schwerkraft – gleich nach unten abfließt.
- Die Natur hat den Pflanzen deshalb extrem feine Gefäße geschenkt, in denen sich Wassermoleküle wie in langen Ketten aneinanderbinden und als feiner Strom

nach oben bewegen, vom Ende der Wurzelfaser bis in die Blätter oder sogar bis in die Spitze einer 70 Meter hohen Tanne. Dabei helfen ihnen Zuckermoleküle in den Gefäßwänden der Pflanzen, die sie ähnlich wie Steighilfen benutzen können.
- Dieser erstaunlichen Eigenschaft verdanken nicht nur die Pflanzen, sondern auch alle Tiere und wir Menschen unsere Lebensfähigkeit. Stark chemisch belastetes Wasser aber verliert einen Teil seiner Fähigkeiten von Kohäsion, Adhäsion und Kapillarität. Dadurch strömt das Wasser weniger ungehindert in das Pflanzengewebe ein. Weil unser Grundwasser so verseucht ist, werden Pflanzenzellen zusätzlich mit Gift- und Schadstoffen belastet. Biologen sehen darin ein bedenkliches Warnzeichen für die Zukunft unserer Natur.

Verschmutzte Luft

Ähnlich wie beim Wasser führen unsere Überwachungs- und Kontrollinstanzen auch einen nahezu aussichtslosen Kampf gegen die Luftverschmutzung. Im Rahmen unseres umfangreichen Immissionsschutzgesetzes engagieren sich Bund, Länder und Kommunen unter anderem dafür, schädlichen Umwelteinflüssen vorzubeugen. Das Gesetz formuliert eine ganze Reihe von Vorschriften:

- Für die Errichtung und den Betrieb von Anlagen
- Das Herstellen, In-den-Verkehr-Bringen und Einführen von Brennstoffen, Treibstoffen und anderen Erzeugnissen
- Für die Ausrüstung und Prüfung von Kraftfahrzeugen, Schienen-, Luft- und Wasserfahrzeugen
- Den Bau öffentlicher Straßen und Bahnen

Luftverunreinigungen im Sinne dieses Gesetzes sind Veränderungen der natürlichen Zusammensetzung der Luft, insbesondere durch Rauch, Ruß, Staub, Gase, Aerosole, Dämpfe oder Geruchsstoffe. Trotz aller Restriktionen nimmt der Ausstoß von Schadstoffen weltweit ständig zu. Insbesondere durch Treibhausgase wie Kohlenstoffdioxid (CO_2). Ähnlich wie beim sauren Regen spielt dabei die Quellregion nicht die größte Rolle. So ist China inzwischen der größte CO_2-Verpester, die giftigen Gase erreichen aber über Luftströmungen praktisch jeden anderen Teil der Erde. Wo immer unsere Lungen Atemluft einsaugen, befinden sich CO_2-Partikel darin, oft sogar im Wald, bei Wanderungen in der Natur. Wir können dem Gift nicht entrinnen. Zur Luftverunreinigung tragen außerdem bei:

- Stickstoffoxide aufgrund einer Überbelastung von Erdreich und Wasser durch Phosphor oder Stickstoffverbindungen, die in die Luft austreten
- Polychlorierte Biphenyle (PCBs) aus Klebstoffen, Weichmachern, Dichtungs- und Fugenmaterial, Farben, Kühlmitteln etc.
- Kohlenmonoxid, ein Atemgift, das bei Verbrennungsprozessen in Motoren aller Art oder auch von Holz in schlecht abgedichteten Öfen, auch durch Tabakrauchen freigesetzt wird
- Feinstaub aus Kraftfahrzeugen, Heizwerken, Verbrennungsanlagen, Heizungen, Schüttgutumschlag, Tierhaltung, Industrieprozesse, Reifen- und Bremsenabrieb etc., der laut Umweltbundesamt in bestimmten Regionen die Lebensdauer um bis zu zehn Monate verkürzt
- Kohlenwasserstoffe, chemische Verbindungen unterschiedlicher Struktur, Abfall- und Ausscheidungsprodukte aus Technik oder Pflanzenschutz, die die Ozonschicht schädigen und als Treibhausgase Klima und Atemluft beeinflussen. Sie gelten als krebserregend.

Durch die Verbindung von verschmutzter Luft und Wasser entstehen wiederum neue Säuren, die Steinfraß, Verätzungen von Metallen oder Glasmalereien verursachen, mit dem Regen in den Boden eindringen und daraus wieder austreten, dementsprechend die außerordentlich feinen Bronchien in unseren Atemwegen gefährden.

Kostbarer Sauerstoff

Seit Anbeginn allen Lebens auf der Erde ist Sauerstoff unersetzlich. Überall dort, wo Verbrennungsprozesse stattfinden, so zum Beispiel in den Billiarden sogenannter Mitochondrien in unserem Körper, den bakterienkleinen Energiebrennkammern, wird das Lebenselement gebraucht. Deshalb enthält auch gesunde Luft viel Sauerstoff und wenig Schadstoffe. Je reiner die Luft ist, desto anregender wirkt sie auf unseren Stoffwechsel. Je mehr Umweltgifte sie enthält, desto mehr schädigt sie nicht nur den unendlich feinen Atmungsmechanismus, sondern wirkt sich auch hemmend auf die Stoffwechselrate aus.

Wenn wir beim Atmen Luft einsaugen, wird diese erst einmal im oberen Atmungstrakt gefiltert, befeuchtet und erwärmt. Die Nasenschleimhaut ist mit feinsten Härchen und mit Schleim ausgestattet, die dafür sorgen, dass keine Fremdkörper in die Luftröhre oder gar in die Lunge gelangen. Die Luftröhre verzweigt sich an ihrem Ende in die Bronchien, die sich wiederum in hauchdünne Bronchiolen verästeln. Die Bronchien kann man mit einem auf den Kopf gestellten Baum vergleichen, der in zahlreichen Gruppen feinster Bläschen ausläuft. Sie werden bei uns Menschen als Alveolen bezeichnet. Ein gesunder Erwachsener verfügt über rund eine Dreiviertel Milliarde solcher Alveolen, in denen auf einer Gesamtfläche von etwa 80 Quadratmetern der Gasaustausch stattfindet. Hier wird von roten Blutkörperchen Sauerstoff angeliefert, Kohlendioxid abgegeben.

Leistungsschwäche durch verschmutzte Luft

Bei Menschen, die Tag und Nacht in stark verunreinigter Luft leben, sinkt die Sauerstoffaufnahme, ebenso die Lungenleistung. Weil den Zellen Sauerstoff fehlt, bauen sie Mitochondrien ab, dem Sparsamkeitsgebot der Natur folgend. In den Mitochondrien werden Fettsäuren und Glukose, die kleinste Einheit der Kohlenhydrate, zu Zellenergie verheizt. Wenn kein Sauerstoff für die Energiegewinnung einströmt, werden zwangsläufig weniger dieser Energiebrennzellen benötigt. Dies hat weitere Folgen: Unter Sauerstoff- und Energiemangel schrumpft in allen rund 70 Billionen Körperzellen die Produktion von Zellproteinen. Die werden in sogenannten Ribosomen aus Aminosäuren, den Eiweißbausteinen, zusammengeknüpft.

Bei ungenügendem Sauerstoffangebot sinkt nicht nur die Anzahl der Mitochondrien in Zellen, sondern auch jene der Ribosomen. Ein Beispiel: In jeder einzelnen Herzmuskelzelle eines gesunden Erwachsenen stecken etwa 1 000 Mitochondrien und 200 000 Ribosomen. Unter hartnäckigen Dauerbedingungen verunreinigter Luft sinken diese Werte oft stark ab, zusätzlich begünstigt durch Fehlernährung und Bewegungsmangel. Die Folge sind oft erhebliche mentale und körperliche Leistungsdefizite, außerdem Befindlichkeitsstörungen, Beschwerden oder gar Krankheiten.

Schadstoffe meiden

Nahezu alles, was wir essen, berühren oder einatmen, ist chemisch belastet. Daher rührt das Gebot, noch mehr auf die Gesundheit zu achten, vor allem die Hauptrisiken zu meiden: Übergewicht, Bluthochdruck und durch Ernährungs-

und Bewegungsdefizite verursachte Syndrome. Zwar sind biologisch-ökologisch produzierte Lebensmittel auch niemals ganz schadstofffrei, doch gottlob auch keine »Giftbomben« wie so manches Obst und Gemüse aus riesigen südländischen Plantagen. Auch beim Kauf von Eiern, Fleisch, Geflügel oder Fisch muss man wählerisch sein. Lieber etwas mehr Geld für weniger belastete Ware ausgeben. Empfehlenswerte Alternativen: kleinere Fleischportionen oder – noch besser – öfter mal einen vegetarischen Tag einlegen. Spaziergänge, Wanderungen am besten nicht in verunreinigter Luft um den Häuserblock herum, sondern in der Natur, auf Wald- oder Wiesenwegen. Dass man auch im Haushalt, im alltäglichen Umgang mit Gebrauchsgegenständen, oder auch in punkto Schönheit Umweltgifte meiden und etwas für seine Gesundheit tun kann, lesen Sie in den folgenden Kapiteln.

Der Preis für unsere Schönheit

Der natürlichen Schönheit mit Hilfe von Kosmetik auf die Sprünge helfen war von jeher Anliegen der Menschen. Die ältesten Beweise dafür finden sich in den Höhlenmalereien von Lascaux in Südfrankreich, die rund 10 000 Jahre alt sind und von dekorativer Körperbemalung zeugen. In frühesten Kulturen in Kleinasien und Nordafrika war Schminken, Haare färben, die Verwendung von Duftstoffen oder glättenden Hautcremes bereits groß in Mode. Sowohl im alten Testament als auch in den Werken von Schriftstellern und Dichtern der Jahrhunderte vor und um Christi Geburt, wie Hippokrates, Plinius, Galenus oder Theophrastus, gibt es immer wieder interessante Hinweise auf das Schönheitsbegehren speziell der Damenwelt. Freilich existierten seinerzeit noch keine Chemie-Derivate aus den Giftküchen der Industrielabors, sondern ausschließlich natürliche Schönheitsmittel:

- Kreide
- Kohle
- Alaun
- Holz- und Pottasche
- Henna
- Eselsmilch
- ätherische Öle
- Bleiweiß
- Blütenfarben

Beauty-Gifte
Sie begleiten uns in unserem Alltag von früh bis spät, wirken mehr oder weniger aggressiv auf unsere Gesundheit ein. Selbst nachts im Schlaf, in Form einer »verschönernden Nacht- und Feuchtigkeitscreme«, die unserer Haut über Stunden hinweg eher schadet, als dass sie sie aufbaut. Das Bestürzende dabei: So manche Lotion oder Creme setzt unseren Hautzellen zu, dünstet ihre Giftstoffe aber auch in die Atemluft aus, sodass sie unseren Organismus dann zusätzlich noch von innen her belastet, da wir die Luft einatmen.
Chemie-Toxine stecken in:
- Seifen
- Lidschatten
- Shampoos
- Haarfärbemitteln
- Deosprays
- Haarsprays und -festiger
- Eyelinern
- Make up
- Make up-Entfernern
- Rasierwasser
- Parfüms
- Entkräuselungsmittel für die Haare
- Haarentfernern
- Nagelhautentfernern
- Hautbleichmitteln
- Mundpflegemitteln
- Lippenstiften

- Rasiergels und -schaum
- Haartonikum bzw. -glättern
- Und vielen anderen Schönheitsprodukten

Der römische Komödienautor Plautus schrieb um 200 v. Chr.: »Eine Frau ohne Schminke ist wie eine Mahlzeit ohne Salz.« Putzsucht und Eitelkeiten, das Verlangen, gesehen und begehrt zu sein, waren immer schon Antriebsmotor für eine florierende Beauty-Industrie. Die erreicht jetzt ihren vorläufigen Höhepunkt, wo Attraktivität und Schönheit zum Kalkulationsfaktor für weltbeherrschende Kosmetikunternehmen mit gigantischen Umsatzzahlen werden.

Riesenprofite mit Schönheitsgiften

»Das große Geld wird mit Chemie verdient«, verrät ein Insider. »Naturkosmetik ist in der Herstellung teurer, wird auf langen Transportwegen gern ranzig, muss meist kühl gelagert werden und verdirbt generell rasch.« Beim Geschäft mit Laborerzeugnissen klingeln hingegen die Kassen. Ähnlich wie bei Lebensmittelzusatzstoffen spielen auch hier Verbund und Kumpanei von Herstellern und Werbung die treibende Rolle – als ein globaler Moloch, der unbarmherzig und unaufhaltsam unsere natürliche Umwelt auffrisst.

Der Hintergrund: Die Produktion von Shampoos, Haarfestigern, Lippenstiften, Mascara, Sonnenschutzcremes oder Nagellack ist extrem billig, erlaubt demnach Kalkulationen in Größenordnungen bis zu 1500 oder mehr Prozent, wie sie auch im Modebereich, etwa in Boutiquen, üblich sind. So kostet etwa ein T-Shirt bester Stoffqualität mit aufgedrucktem oder eingenähtem Emblem einer weltbekannten Designerfirma in Indien oder China vielleicht nicht mehr als höchstens drei Euro, wird aber in Top-Boutiquen für 70, 80 oder noch mehr Euro verkauft. Die Handelsspannen sind dementsprechend sehr hoch, erlauben teure Werbung in Hochglanzmagazinen, mit denen das Branding, also der Designername, zusätzlich populär gemacht wird. Von hohen Margen profitieren praktisch alle Brands, wie Tommy Hilfiger, Gucci, Bulgari, Joop!, Boss, Dolce & Gabbana, Versace etc. Bei Sonnenbrillen sieht die Kalkulation noch verlockender aus: Ein qualitativ hochwertiges Spitzenprodukt mit Metallbügeln und polarisierten Linsen samt aufgebrachtem Designer-Logo kosten in Shenzhen (China) rund sechs Euro, wird aber in Top-Boutiquen zu Preisen von bis zu 280 Euro verkauft.

In diesem Zusammenhang muss man auch das globale Geschäft mit der Schönheit betrachten. Längst haben es unsere deutschen Hersteller nicht mehr in der Hand, sich gegen die internationalen Trends zu stemmen oder zur Wehr zu setzen, ebenso wenig deutsche oder EU-Überwachungs- und Kontrollbehörden. Denn inzwischen ist praktisch alles, was wir an Schönheits- oder Körperpflegeartikeln einkaufen und anwenden, chemisch belastet und wird mit kolossaler Profitgier in die Märkte gedrückt. Die entsprechenden Regalwände in Supermärkten und Drogerien sind Exhibitionen chemischer Gift- und Schadstoffe, allesamt hübsch verpackt in Schachteln, Fläschchen, Tuben oder Dosen.

Verhängnisvoll wirkt sich oft aus, dass jeweils nicht nur ein einziges schadstoffhaltiges Produkt verwendet wird, sondern gleich eine ganze Palette davon. Ganz klar, dass sich Toxin-Konzentrationen dann entsprechend potenzieren. Als Folge davon machen die Beauty-Produkte nicht attraktiver, sondern stimulieren vorzeitig Alterungsprozesse, so zum Beispiel durch Kontaktekzeme. Nicht nur Dermatologen und Allergologen warnen deshalb vor der sorglosen Anwendung von Kosmetika.

Toxine für die Haut

Für unser äußeres Erscheinungsbild spielt die Haut eine Hauptrolle, sie ist deshalb bevorzugtes Opfer von Verschönerungsmaßnahmen aller Art. Ohnehin massiv durch Umweltgifte in Seifen, Reinigern, Schadstoffen in der Luft oder im Wasser belastet, wird sie oft zusätzlich durch Kosmetika geschädigt. Sie vermag dann ihre Abwehrfunktion gegen Bakterien, Viren, Pilze, Keime, andere Parasiten sowie gegen Giftattacken aus der Umwelt nicht mehr wahrzunehmen. Hautzellen werden – weil sie ja den Körper gegen die Außenwelt abgrenzen – zusätzlich bevorzugt von freien Radikalen angegriffen, die unter anderem auch durch die Sonneneinstrahlung entstehen. Deshalb altern Hautzellen meist rascher als andere Körperzellen. Der Blick in den Spiegel verrät dies recht unbarmherzig. Falten, Runzeln, Krähenfüße provozieren dann die Anwendung von Schönheitscremes und anderen Mitteln, deren Gifte Alterungsprozesse nur noch forcieren.

Wissenswertes über unsere Haut
- Sie ist mit rund zweieinhalb Quadratmetern Fläche unser größtes Organ, wichtige Schutzschicht nicht nur gegen Mikroben, sondern auch gegen Hitze, Frost, Verletzungen, Stöße etc.
- Die Haut besteht aus drei Schichten. Die äußere Epidermis oder Oberhaut enthält keine Blutgefäße, sie besteht weitgehend aus Keratin (einem toten Hornstoff), ist deshalb hornig hart, und sie enthält keine Blutgefäße. Darunter liegt die dickere, von Bindegewebe gepolsterte Dermis, die wiederum über der fett- und bindegewebsreichen Unterhaut liegt. Alles zusammengenommen, trägt die Haut bis zu 15 Prozent zu unserem Körpergewicht bei.
- Ein kleiner Fleck Gesichtshaut, nicht größer als ein Daumennagel, enthält Tausende Pigmentzellen, die für die Bräunung verantwortlich sind, außerdem einen Meter Blutgefäße, über 100 Schweißdrüsen, fünf Meter Nervenfasern mit rund 30 Nervenenden für das Tast- und Schmerzempfinden, zwei Meter Lymphgefäße sowie viele Follikel für die Haarbildung.
- Je nach Temperatur schwitzt die Haut täglich bis zu zwei oder mehr Liter an Flüssigkeit aus, ist also bedeutender Klimaregulator für den Körper.
- Viele Menschen glauben irrtümlich, ihrer Haut einen Gefallen zu tun, wenn sie sie möglichst oft reinigen oder gar schrubben. Manche sind sogar richtig stolz, wenn der acetongetränkte Wattebusch nach der Reinigungsprozedur ganz verschmutzt ist.

- Doch gerade unter einem solchen Reinigungsehrgeiz leidet die Haut entsetzlich. Sie stellt ja selbst einen empfindlichen Schutzfilm aus Säuren, Schweiß, abgeschilfertem Eiweiß und ranzigem Cholesterin her, der durch Putz- und Kosmetika-Toxine rasch zerstört wird. Im Schutzfilm einer gesunden Haut leben pro Quadratzentimeter immerhin rund 700 000 »gute« Mikroorganismen pro Quadratzentimeter, Abwehrmikroben gegen »feindliche« Parasiten.
- Damit die Haut jung und schön bleibt, braucht sie keine Chemiegifte aus den Laborküchen der Kosmetika-Hersteller, sondern reichlich Nährstoffe aus dem inneren Stoffwechsel: Vitamine, Spurenelemente, hochwertige Fettsäuren und Eiweiß.
- Die Haut ist ein hochsensibles Organ mit außerordentlich reichem Zellleben, das sich in Millionen Jahren genetisch bis zu seiner heutigen Struktur aufgebaut hat. Alles Lebensfremde, aus chemischen Formeln Geborene richtet auf und in ihr erheblichen Schaden an.

Moderne Dermatologen schätzen, dass unsere Haut jeden Tag direkt und teilweise massiv von rund 1000 speziell charakterisierten Giftstoffen in kosmetischen Artikeln attackiert wird, angefangen vom Duschgel über die Tagescreme bis hin zu Seife, Deospray, Parfüm oder Schminke. Hinzu kommen weitere rund 10 000 chemische Umweltgifte als Dauerbelastung im Wasser, den giftigen Ausdünstungen aus Tapeten und Teppichklebern, Abgasen, Hygieneartikeln, Klimaanlagen oder Spülmitteln. Diesen Giften ist unsere Haut schutz- und wehrlos ausgesetzt, weil sie in der vergleichsweise kurzen Zeit der biologischen Evolution keine immunaktiven Abwehrstoffe aufbauen konnte. Genetisch sind unsere Hautzellen noch immer an eine Umwelt angepasst, wie sie zuzeiten der Steinzeitmenschen herrschten: an gesunde Luft und reines Wasser, unbelastete Lebensmittel und aus natürlichen Materialien gewonnene Gebrauchsgegenstände.

Ähnlich wie die Unternehmen Monsanto, BASF oder Bayer in großem Stil zu Umweltschäden beitragen, tragen weltweit operierende Firmen wie Unilever, Johnson & Johnson, Colgate Palmolive oder Proctor & Gamble zu oft dramatischen Hautbelastungen bei. Obwohl bereits zahlreiche Kosmetik-Toxine in der EU verboten sind, werden sie dennoch in anderen Teilen der Welt den Produkten untergemischt. Weil unsere empfindlichen Hautzellen keine oder kaum Abwehrmechanismen entwickeln, dringen Giftmoleküle ungehindert durch Hautschichten ein, gelangen ins Blut und greifen das Gewebe an, speziell Chromosomen und Gene:

- Karzinogene wirken krebsauslösend
- Teratogene verursachen Fehlgeburten
- Mutagene verändern Gensequenzen mit unabsehbaren Folgen überall im Körper
- Andere Toxine führen zu Unfruchtbarkeit oder Fehlgeburten

Verhängnisvoll wirkt sich aus, wenn mehrere schädliche Substanzen zusammenwirken, so etwa in Seife und Schminke oder in Rasierwasser und Sonnenschutzcreme.

Was ist erlaubt, was verboten?

- Die rechtliche Einschränkung bei der Produktion und dem Handel von schadstoffbelasteten Schönheitsmitteln ist sehr locker gefasst und erlaubt tausend Schlupflöcher. Das Kosmetikrecht ist in der EU vereinheitlicht und in der Deutschen Kosmetikverordnung verbindlich festgeschrieben.
- Als kosmetische Mittel gelten Substanzen, die ausschließlich oder überwiegend dazu bestimmt sind, äußerlich angewendet zu werden, bzw. in der Mundhöhle für Schutz und Pflege. Außerdem zur Parfümierung, zur Veränderung des Aussehens oder um den Körpergeruch positiv zu beeinflussen.
- Unter den Oberbegriff »kosmetische Mittel« fallen demnach nicht nur dekorative Schönheitsmittel, sondern auch pflegende Kosmetika wie Zahnpasten, Hautcremes, Shampoos, Seifen etc.
- Ein Problem: Kosmetische Mittel sind nicht zulassungspflichtig, lediglich bestimmte Inhalts- oder Zusatzstoffe, Farb- und Konservierungsmittel etc. müssen deklariert werden. Dies führt dazu, dass vor allem Importprodukte Toxine enthalten oder dass schädliche Substanzen, isoliert oder im Zusammenwirken mit anderen Chemikalien, zu schweren gesundheitlichen Schäden führen können.

Wenn Schönheit krank macht

Ausgerüstet mit dürftigen EU-einheitlichen Regularien führen deutsche Verbraucherschutzbehörden einen verzweifelten Kampf gegen die Schönheitsgifte in Supermarkt- und Drogerieregalen. Als Konzession an andere, meist kleinere europäische Länder verbleibt es meist bei Warnungen, Stellungnahmen, Empfehlungen, Hinweisen oder Ratschlägen:

- Duschgel: Kann Bakterienkeime der Gattung Enterobacter gergoviae enthalten, die zu Entzündungen und Infektionen verletzter Hautteile oder der Schleimhaut führen können. Belastet sind auch Babyshampoos und Cremes. Ein generelles Verbot ist derzeit nicht möglich, weil keine gesicherten Daten vorliegen. Das Bundesamt für Risikobewertung (BfR) setzt sich jedoch dafür ein, dass stark mit Keimen belastete Kosmetika nicht in den Handel gelangen sollten.
- Nanosilber: Wird als antimikrobielles Agens gegen die oft allgegenwärtigen Keime in Schönheitsmitteln eingesetzt, gegen Keimwachstum und Geruchsbildung. Das BfR sieht neuerdings erheblichen Forschungsbedarf im Zusammenhang mit Nanoprodukten, auch in Lebensmitteln.
- Diethylenglycol (DEG): Besitzt die Fähigkeit, Wasser zu binden, wird deshalb bevorzugt in Schönheitscremes eingesetzt. Behörden warnen dringend vor täglicher Verwendung, DEG kann zu Nierenschäden führen. Die Substanz wird häufig Zahnpasten beigemengt, weil sie zu einer cremigen Konsistenz führt. Bedroht sind Kleinkinder und Kinder, die Zahnpasta häufig verschlucken.
- Tätowiermittel: Die Farbpigmente werden, ebenso beim

Permanent-Make-up, nicht auf die Haut aufgetragen, sondern tief in Hautzellen und -schichten eingebracht. Farbstoffe enthalten aber oft Lösungs- und Konservierungsstoffe, die der Haut erheblichen Schaden zufügen können.
- Lippenstift: Die meisten Produkte enthalten Borsäure oder Borate, die gesundheitsschädlich in die Haut eindringen. Immer noch findet sich Blei in untersuchten Lippenstiften, darüber hinaus rund 60 chemische Substanzen wie Aluminium-Chlorid, Butylparabene, Dimethicon-Copolyol, die alle dem Zweck dienen, dass Lippenstift wundervoll farbig leuchtet, duftet und glänzt.
- Deodorants: Sie enthalten häufig Parabene, die nach Mutmaßung von Wissenschaftlern Brustkrebs auslösen können, wenn sie häufig auf Haut oder in Achselhöhlen versprüht werden. Bemerkenswert ist, dass Brustkrebs bei Frauen meist im oberen Brustbereich und in der linken Brust auftritt, die von Rechtshändern besonders häufig besprüht wird.
- Duftstoffe: Kontrollbehörden unterscheiden bei der Beobachtung zwischen Rinse-off-Produkten, wie Duschgels oder Shampoos, die abgespült werden, und den bedenklicheren Leave-on-Produkten, wie zum Beispiel Cremes, die auf der Haut verbleiben. Lediglich 26 Duftstoffe mit allergenem Potenzial sind deklarationspflichtig. Doch kommen ständig neue, auf Hautkosmetika verwendete Riechstoffe in den Handel, wie zum Beispiel das noch nicht ausreichend geprüfte Majantol, das Allergologen als besonders gefährlich einstufen.
- Farbstoff Red 2G: Dieser Azofarbstoff ist von der Europäischen Kommission in Lebensmitteln längst verboten, weil er im Organismus zu dem krebserregenden Anilin umge-

wandelt werden kann. Neuerdings gibt es Bestrebungen, dass dieser Farbstoff mit der E-Nummer 128 auch in Kosmetika nicht mehr verwendet wird, weil er über die Haut aufgenommen wird und in die Blutbahn gelangt.
- Pilzgifte: Diese sogenannten Aflatoxine stecken vornehmlich in mandel- und kleiehaltigen Kosmetika, in Mitteln für die Haut- und Gesichtspflege, für Peelings und Babybäder. Sie entwickeln sich gern in warmen Ländern auf stärke- und ölhaltigen Samen, Nüssen, Getreide, Soja etc. und entfalten ihr Giftpotenzial aus importierten Kosmetika. Lesen Sie dazu bitte auch das nachfolgende Kapitel über Hautallergien.
- Polidocanol: Diese in geringen Konzentrationen weitgehend harmlose Substanz kann toxisch wirken, wenn sie Bestandteil von Leave-on-Cremes und anderen Produkten lange Zeit auf der Haut verbleibt, wie in Pflegecremes, Mitteln gegen Juckreiz oder Sonnenschutzprodukten.
- Melatonin: Selbst dieses wundervolle Schlafhormon aus der Zirbeldrüse wird in Kosmetika verwendet, zum Beispiel in Hautlotionen oder Sonnenschutzmitteln oder auch als Hautbleichmittel. Das Hormon kann die extrem sensiblen Mechanismen im Nervensystem beeinträchtigen. Exakte Prüfdaten liegen bislang keine vor, für viele Experten steht das Molekül jedoch schon auf der Gefahrenliste.
- Dioxin: Laut Kosmetikrichtlinie der EU sind Schönheitsmittel, die mit dem Gift Dioxin kontaminiertes Kaolinit enthalten, nicht verkehrsfähig. Die Chemische Landesuntersuchungsanstalt in Freiburg hat nachgewiesen, dass immer wieder Dioxin aus verseuchten Böden in die Rohstoffe für die Kosmetikproduktion gelangt.

Diese kurze Auflistung liefert lediglich einen repräsentativen Überblick über hautschädliche Schönheitstoxine. Es gibt kaum ein Produkt, das nicht in irgendeiner Weise belastet ist. Verhängnisvoll wirkt sich aus, dass sich giftige Wirkstoffe potenzieren und dass Prüfbehörden mit der Kontrolle dann hoffnungslos überfordert sind. Einigermaßen absurd ist zudem, dass selbst Naturkosmetik in ähnlichem Ausmaß belastet ist. Um konkurrenzfähig zu sein, muss auch sie mittels Konservierungsstoffen lange haltbar gemacht werden, sie soll außerdem schön duften, sich gut anwenden lassen und farblich attraktiv sein.

Die Kosmetikindustrie liebt Giftstoffe

Nach Schätzungen von Umweltorganisationen enthalten 99 Prozent der bei uns erhältlichen Schönheitsmittel ein oder mehrere Toxine. Betroffen sind rund 11 000 Kosmetika, vom Tönungs-Shampoo bis hin zum Rasierschaum, die Regalhandel und Internet anbieten. Chemiegifte werden deshalb gerne verwendet, weil sie von meist asiatischen Produzenten tonnenweise in stets derselben perfekten Reinheit angeboten werden, im Gegensatz zu Naturprodukten, die in Farbe, Konsistenz, Geruch, molekularer Zusammensetzung etc. je nach Liefercharge unterschiedlich ausfallen und dem absoluten Analogieanspruch der Hersteller nicht genügen. Labortoxine aus den Chemieküchen sind spottbillig, jederzeit sofort in jeweils identischer Qualität beziehbar und vor allem leicht löslich, sodass sie sich problemlos für alle Arten von Cremes, Lotionen, Sprays oder Schminke verwenden lassen – Voraussetzung

Häufig verwendete synthetisierte Stoffe

	enthalten in	Gefahren
Acrylamid	Gesichtscremes	krebserregend
Propylenglycol	Feuchtigkeitscremes, Duftölen	kann Hautentzündungen, Leber- und Nierenschäden hervorrufen
Natriumlaurylsulfat	Shampoos, Duschgel, Zahnpasta	Hautreizungen, Allergien, Mund-Aphthen
Parabene	Deodorantien	können Brustkrebs auslösen
Dioxan	Mundwasser, Shampoos, Deodorantien, Reinigungsmitteln	Entzündungen von Augen und Atmungstrakt, krebserregend
Toluen	Rasierschaum, synthetischen Parfüms	sehr giftig, kann Leber- und Nierenschäden auslösen sowie das Blutbild verändern
Aldehyde	Parfüms, Kosmetika Farbstoffen	Entzündungen im Mund-, Rachen- und Atmungsraum
Synthetische Terpene	Reinigungsmitteln	Reizungen der Atemwege
PVP/VA-Co-polymer	Haarsprays, Haarfestigern	Lungenreizungen

Stearalkonium Chlorid	Haarfestigern, Conditionern	Organ- und Nervenschäden
Triethanolamin	Seifen, Reinigern	Trockene Haut, Augenreizungen

dafür, dass ein Eau de Toilette von Dior oder Gucci, ein Gesichtspflegeset von Clinique, ein Puder von Bobbi Brown oder eine farbintensive Mascara von Dior auch wirklich stets identisch ausfallen, möglichst nicht irgendwelchen naturbedingten Schwankungen unterliegen. Denn – so heißt es in der Beauty-Branche – »natürliche Schönheit gibt es nicht«.

Gemeinsam ist diesen chemischen Substanzen, dass sie sich praktisch in allen weltweit angebotenen Kosmetika finden. Ein Beispiel: Das viel verwendete PVC/VA-Copolymer wird von chinesischen Großproduzenten als Pulver oder wässrige Lösung angeboten, mit oder ohne Alkohol, in hoher Reinheit, bester Qualität und zu Minipreisen. Weil es für die Gelbildung kosmetischer Haarprodukte, in Haarmitteln und -sprays nahezu unverzichtbar ist, wird es von fast allen bedeutenden Kosmetikherstellern eingesetzt, wie zum Beispiel Wella, Schwarzkopf, Pantene, Nivea, Taft, Balea, Dr. Wolff oder in Aldi-Produkten. Die Substanz ist globaler Riesenrenner bei sogenannten Wave-Set-Lotions für Dauerwellen und Haarformen, die selbst Windstärke 11 standhalten, aber entsprechend giftig sind.

Verbund und Verflechtung globaler Markennamenanbieter, Rohstoffhersteller und Handelsketten sind als Giftmacht so fest zementiert, dass Protest- und Kontrollaktionen, zum

Beispiel von deutschen oder EU-Behörden, geradezu lächerlich marginal wirken. Wo ein Toxin auf der Bedenklichkeitsliste erscheint und im besten Fall sogar verboten wird, entstehen Dutzende andere als Produkt der internationalen Chemielabore. Das Gift in Schönheitsmitteln wird für den Verbraucher wunderhübsch getarnt in raffinierten Werbedekors auf Packungen, in TV- oder Hochglanzmagazin-Werbung. Und stets unbeirrbar unter dem Logo: »Gesund & natürlich«, obwohl Feuchtigkeitscremes, Haarfärbemittel, Deosprays, Seifen, Badezusätze, Parfüms, Mascaras, Make-up, Hautbräunungsmittel, Shampoos, Duschgels, Lippenstifte, Eyeliner, Entfettungs-Lotions, Fußbalsam, Haarspülungen, Styling-Gels, After-Shave-Produkte, Körperöle oder Intimsprays von Chemiegiften nur so strotzen. Die Folge: Hautallergien wachsen sich allmählich zur verheerenden Modekrankheit aus. Denn diesem gewaltigen, kombinierten Ansturm Zehntausender Schad- und Toxinsubstanzen sind unsere armen Hautzellen nicht mehr gewachsen. So hat Schönheit letztlich ihren Preis – den Verlust an Attraktivität und Jugendlichkeit. Oder, wie ein Dermatologe es ausdrückte: »Der Preis für unsere Schönheit ist deren Verlust.«

Modekrankheit Hautallergien

Etwa jeder zehnte Deutsche leidet zeitweise oder ständig an allergischen Hauterscheinungen, die durch Umweltgifte hervorgerufen werden. Ist ja auch verständlich, unsere Haut besteht ja nicht aus Plastik, sondern ist ein extrem empfindsames Organ, das zudem hochaufnahmefähig für Fremdsubstanzen ist.

Der Hautschutzfilm aus milden Säuren, Schweiß, Eiweiß und Cholesterin, der Billiarden und Aberbilliarden »guter« Schutzbakterien enthält, wird vor allem von aggressiven Seifen und Reinigern zerfressen, Viren, Pilze, Keime, Bakterien und andere krankheitserregende Mikroorganismen dringen dann in ungeschützte innere Hautschichten ein. Vorbereitet wird die »Entkleidung« der Haut durch das ohnehin bestehende, sehr belastende Milieu aus Umwelttoxinen in Luft, Wasser, Bedarfsgegenständen etc. Kosmetikgifte haben es dann leicht, das Zerstörungswerk fortzusetzen. Die Haut wehrt sich mit Abwehrreaktionen wie Reizungen, Rötungen, Schwellungen, Juckreiz, Entzündungen – die Allergie ist da.

Hersteller chemisch-synthetischer Kosmetika sind gar nicht unglücklich darüber, dass so viele Menschen an Hautallergien leiden. Denn jetzt lautet das heuchlerische Angebot auch noch: »Hautallergien? Entzündungen, Rötungen? Unser Make-up, unsere Feuchtigkeitsnachtcreme enthält reichlich antibakterielle Wirkstoffe …« Da wird der Teufel also mit dem Beelzebub ausgetrieben. Leidtragender ist der ahnungslose Konsument, der von Kosmetik-Lobby und irreführender Werbung an der Nase herumgeführt wird.

Diese kleine Liste liefert nur die »Spitze der Spitze des Eisbergs«, darunter schlummern Zehntausende weiterer, teilweise hochgiftiger Allergie auslösender Substanzen, denen wir täglich ausgesetzt sind. Zwei Millionen Deutsche leiden allein an Duftstoffallergien, Hunderttausende an Aroma- oder Nickelallergien. Wo immer es um Schönheit geht, setzen Hersteller gnadenlos auf Profit und Verkäuflichkeit, nutzen sinnliche Wahrnehmungen wie das Riechen oder Sehen für den Vertrieb ihrer Produkte.

Allergene in Kosmetika
- EDTA: Ethylendiamintetraessigsäure ist die Bezeichnung für einen sogenannten Komplexbildner, der im Zusammenwirken mit anderen Chemiesubstanzen die äußere Hautschicht schädigt. Steckt vor allem als Konservierungsstoff und Detergens (Stoff mit fettlösenden Eigenschaften) in Seifen oder anderen Reinigungsmitteln.
- Silikon: Häufig Bestandteil von Shampoos, die das Haar schwerer und damit vermeintlich schöner machen. Silikone verstopfen aber die feinen Atmungsporen der Kopfhaut, dadurch kann es zu Entzündungen kommen – ein weiterer Wegbereiter für Hautallergien also.
- Formaldehyd: Weiterhin Favorit der Kosmetikindustrie, darf in geringen Konzentrationen von bis zu 0,2 Prozent verwendet werden. Die giftigen Formaldehyde tummeln sich reichlich in wässrigen Kosmetik-Formulas wie Duschgels, Shampoos, Conditionern, Flüssigseifen, leider aber ebenso in den lustigen Bubble-Bädern für Babys und Kleinkindern, die das Gift dann mit jedem fröhlichen Atemzug einatmen.
- Polyethylenglycol (PEG): Steckt in sehr vielen Seifen, Shampoos, Duschgels etc., macht die Haut nämlich durchlässiger, sodass Feuchtsubstanzen besser eindringen können. Dadurch werden natürlich auch ebenso viele (oder mehr) Gifte eingeschleust. PEG ist nicht flüchtig, aber gut löslich, eignet sich deshalb ideal als Weichmacher. Es gibt eine ganze Reihe mit-

einander verwandter PEGs, in Lippenstiften, Badezusätzen, Zahnpasten, Deodorants, Hautlotionen etc.
- Phenoxyethanol: Tötet Bakterien in Kosmetika ab, wird deshalb gern als Konservierungsstoff beigemischt. Im Handel (Drogerie- und Supermarktketten) gilt ja bekanntlich ein möglichst hohes »Shelf Life«, also lange Haltbarkeit als bestes Vertriebsargument. Um die Gesundheit des Verbrauchers geht es da gar nicht mal so sehr. Phenoxyethanol ist so giftig, dass es zum Töten von Fischen verwendet wird. Die muss man dann nicht mühsam schlachten. Steckt in vielen Hautprodukten.

Krank durch giftige Kleidung

Das Bundesinstitut für Risikobewertung hat 49 Farbstoffe aufgelistet, die als Allergene zu Hautallergie führen können. Wie giftig unsere Kleidung ist, ist den meisten Menschen gar nicht bewusst. Dermatologen und Allergologen in Universitätskliniken machen Farbtoxine für mehr als zwei Prozent der Hautallergien verantwortlich. Sie stecken besonders gesundheitsgefährdend in allen eng am Körper getragenen Kleidungsstücken, wie Leggins, Strumpfhosen, Badebekleidung, T-Shirts, Tops etc. Das Bundesgesundheitsamt für Verbraucherschutz und Veterinärmedizin (BgVV) hat acht Farbstoffe als gefährdend in Kleidungsstücken deklariert. Sie sollten möglichst nicht verwendet werden, weil sie allergische Reaktionen hervorrufen können. Weil diese Azo- oder Anthrachinonfarbstoffe aber sehr farbkräftig sind, beherrschen sie große Teile des Vertriebsmarkts für modische Blusen, Kleider, Hosen, Röcke etc., speziell auch billiger Kinderbekleidungsprodukte. Weil bis zu 90 Prozent dieser Textilien aus Billiglohnländern in Asien eingeführt werden, lässt sich diese weitere Giftoffensive überhaupt nicht abwehren.

Azofarben sind chemisch-synthetische Farbstoffe auf Stickstoffbasis. Sie können sich aus Textilgewebe lösen, Kontakt mit der Haut aufnehmen und dann Krebs oder Genmutationen auslösen. Besondere Gefahr besteht, wenn sie gleichzeitig mit anderen Giftstoffen (aus Eau de Toilette, Rasierwasser, Deodorants, Duschmitteln, Sprays etc.) auf die Haut einwirken, die dann den Angriffen potenzierter Substanzen ausgesetzt ist. Viele Verbraucher sind vorgewarnt und waschen neu erworbene Textilien erst einmal in der Waschmaschine, um Toxine auszuscheiden. Auf der Watch-List der Kontrollbehörden stehen vornehmlich Kleidungsstücke aus Polyester.

Polyester & Toxine

Polyester ist ein Oberbegriff für synthetisch hergestellte Textilien, die Fasern werden aus Petroleum gewonnen. Viel verwendetes Material ist PET (Polyethylen-Terephthalat), aus dem auch Plastiktüten und Flaschen für Cola oder Limo hergestellt werden. Polyester-Kleidung bildet kaum Falten, lässt sich leicht waschen und bügeln, trocknet rasch und schrumpft nicht – hat nur den Nachteil, dass sie giftig ist. Verwendet wird PET in Lingerie, Bademode, Turnhosen, T-Shirts, generell in Billigtextilien, auch in Vorhangstoffen oder anderen Wohntextilien. Weil Polyester, vor allem in Verbindung mit Baumwolle, leicht brennbar ist, werden Flammschutzmittel zugesetzt, die die Giftquote von PET erhöhen.

Toxine übertragen sich bei eng sitzender Kleidung auf die Haut und tragen zu Entzündungen bei. Viele Hautallergien werden – direkt oder indirekt – durch PET verursacht, das darüber hinaus in zahlreichen Gebrauchsgegenständen des Alltags steckt. Lesen Sie darüber noch mehr in den folgenden Kapiteln. Experten empfehlen, Polyester-Kleidung vor dem Tragen ein- oder mehrmals zu waschen.

Manche Eltern kaufen ihren Kindern PET-Kleidung, weil die Jungen und Mädchen ja schnell herauswachsen, da muss man nicht unbedingt so viel Geld ausgeben. Bei vielen Kleidungsstücken sind Farben jedoch nur dilettantisch aufgedruckt, sie werden schnell freigesetzt. Hinzu kommt, dass Polyester, anders als natürliche Textilien, wenig atmungsaktiv und deshalb schweißbildend ist. Schweiß löst Farben zusätzlich aus dem Gewebe, transportiert sie in Hautzellen. Reibung an Körperteilen erhöht diese Übertragung. Dabei gilt: Je stärker die Farbe, desto toxischer wirkt sie. Die internationale Umweltkontrollbehörde ETAD (Ecological and Toxicological Association of Dyes) in Basel hat errechnet, dass sich Freisetzungsraten von Farben aus PET-Produkten nach fünfmaligem Waschen auf ein Drittel reduzieren. Ein Problem: Kinder entscheiden sich beim Einkauf fast immer für leuchtkräftige Farben. Experten hingegen raten zu hellen Kleidungsstücken, die nicht so intensiv gefärbt sind. Die sogenannten Migrations-, die Freisetzungswerte von Textilfarben sind allerdings von Produkt zu Produkt sehr unterschiedlich. Dass so viele Kinder eine Neurodermitis entwickeln, führen viele Dermatologen darauf zurück, dass sie von ihren Eltern Tag für Tag in Billigkleidung mit leicht löslichen Giftfarben gesteckt werden.

Lingerie bzw. modische, eng sitzende Reiz- und Unterwäsche führt besonders bei Frauen mit sensibler Haut zu Allergien. Slips, Bras, Nighties etc. lösen beim Tragen oft Juckreiz aus, als Warnsymptom für eine möglicherweise beginnende Hautallergie. Verantwortlich sind mehr als 7000 Chemieprodukte, die in Billiglohnländern dem Gewebe oder auch dem fertigen Produkt beigesetzt werden, wie zum Beispiel Antischimmelpilzmittel für den langen Seetransport aus Asien nach Europa. Gerne werden auch Kunstharze ins Gewebe eingearbeitet, damit Hosen, Blusen oder Shirts beim Tragen und Waschen ihre Form behalten. Plastikknöpfe und Reißverschlüsse können Blei und andere Giftstoffe enthalten. Frauen entwickeln im Kontakt mit eng sitzenden Büstenhaltern mitunter lokale Ekzeme im Bereich harter Randborten. Die Ursache: Toxine werden durch Bewegungsreibung direkt in die Hautschichten eingepresst.

Kontaktekzeme: Die besondere Bedrohung

Es gab einmal eine Zeit auf Erden, wo Hautkontaktekzeme höchstens mal durch die Einwirkung von Pflanzenschutzstoffen entstanden, wie zum Beispiel durch ätzende Alkaloide, in Brennesseln, Kräutern, scharf riechenden Lauch- oder Zwiebelgewächsen etc. Dies sind aber Abschreckungsgifte, keine tückischen Angriffstoxine, wie sie nicht nur in Kleidungsstücken, sondern in fast allen Gegenständen des täglichen Gebrauchs stecken. Dass immer mehr Menschen mit Kontaktekzemen dermatologische Praxen aufsuchen, hat vor allem zwei Gründe:

- In fast allem, was wir berühren oder einatmen, steckt Gift.
- Weil wir uns ungesund ernähren, ist unser Immunabwehr-

system zu geschwächt, um die industriellen Chemie-Allergene wirkungsvoll zu bekämpfen. Der Dauerstress, dem viele von uns unterliegen, tut ein Übriges. Denn Stress ist für sich selbst ein aggressiver Nährstoffräuber, der das Immunsystem schwächt.

Die häufigsten Kontaktekzeme

- Nickel: In Modeschmuck, Anschnallgurten, Jeansnieten, Uhrarmbändern, Türklinken, Fenstergriffen, Piercings, Essbesteck, Scheren, Ohrclips, Kochtöpfen etc.
- Kalium-Dichromat: In Glasreinigungsmitteln, Zement, Lederprodukten wie Gürtel, Schuhe etc., Holzbehandlungsmitteln. Einer der häufigsten Auslöser einer Chromsalz-Allergie.
- Latex, Gummi: Kautschukbäume synthetisieren den stark alkaloidhaltigen Milchsaft Latex, um allerlei Mikroben, Insekten und andere Widersacher abzuwehren. Industriell verfeinerter Latexsaft ist – im Verbund mit anderen chemischen Substanzen – einer der größten Verursacher von Hautallergien. Steckt in allen Gummiartikeln, vom Knetmasse, Mauspads, Gummispielzeug oder Klebebändern bis hin zu Badekappen, Bällen, Bandagen oder Trockenblumen.
- Cetearyl-Alkohol: Trübungsmittel und Feuchtigkeitsregler in Cremes, Lotionen, Seifen etc. Wird industriell aus pflanzlichen Ölen gewonnen, meist unter Einmischung synthetischer Substanzen. Löst Haut- und Augenentzündungen aus, durch Einatmen auch Reizungen und Entzündungen der Atmungsschleimhäute.

- Epoxy Resin: In diese Gattung gehört das berüchtigte Bisphenol A, hergestellt von Dow Chemicals, einem der unbelehrbaren und gefährlichsten Umweltvergifter dieser Erde. Bisphenol A vergiftet unser Wasser, dampft aus unzähligen Gegenständen aus, wie Plastiktüten oder -flaschen, Sportgeräten, Zahnfüllungen, CDs und DVDs, Home Electronics, Kabeln, Verpackungsmaterial etc. Ist leicht löslich, gelangt deshalb rasch ins Blut. Hochgefährlich für Babys und Kleinkinder, die ständig Umgang mit Bisphenol A haben.
- Paraphenylenediamin (PPD): Als Allergen ein alter Bekannter aller deutschen Dermatologen, potenter Verursacher von Kontaktekzemen. Steckt oft hochkonzentriert in Haarfärbemitteln und Henna-Tattoos, Tinte, Lederfarben, Fotografien, schwarzer Kleidung. Kann Haut und Augen reizen, wird auch als Giftstoff eingeatmet, kann dann Atmungswege und Lungen schädigen.
- Kobalt: Dieses sehr seltene Spurenelement ist als Kernsubstanz im Molekül von Vitamin B12, unverzichtbar für unsere Gesundheit. Kaum wird es von der Industrie als willkommener Farbspender missbraucht, richtet es jedoch erheblichen Schaden an. Als Kobaltchlorid steckt es in Porzellan-, Mal- und Töpfereifarben, aber auch in Haartönungsmitteln. Weil es heftig mit chemisch-synthetischen Umweltgiften reagiert, potenziert es die verheerende Wirkkraft von Toxinen, die sich in der Atemluft, aber auch in verseuchtem Grundwasser finden.

Neurodermitis durch Umweltgifte

Mit Hilfe verfeinerter High-Tech-Analyseverfahren wie Patch- und anderen Tests unterscheiden Allergologen und Dermatologen an Universitätskliniken zwischen zahlreichen Formen allergiebedingter Hauterscheinungen, wie den Kontaktallergien, der Nesselsucht und vor allem der Neurodermitis, dem sogenannten atopischen Ekzem, von dem immer mehr Menschen in Deutschland betroffen sind, speziell auch Kinder, die ohnehin Opfer unsichtbarer Giftattacken sind. In den letzten Jahrzehnten hat die Verbreitung der Neurodermitis schneller zugenommen als bei jedem anderen Krankheitsbild. Bald schon 15 Prozent der Jungen und Mädchen im Vorschulalter sind betroffen. Bei etwa 60 Prozent dieser jungen Neurodermitis-Patienten tritt die Erkrankung schon im ersten Lebensjahr auf, bei rund 90 Prozent bis zum fünften Lebensjahr.

Weil unsere Haut von Hunderten oder gar von Tausenden Umweltgiften angegriffen wird, sind Einzeldiagnosen nur individuell möglich, lassen sich die einzelnen Allergieformen also nur durch eine entsprechende Diagnostik voneinander trennen. In dem überaus reichen Stoffwechsel der Hautschichten spielen viele Gene mit, identifiziert wurden die Neurodermitis-Gene auf den Chromosomen 2q, 6p und 12q. Dr. Young-Ae Lee vom Berliner Max-Delbrück-Centrum für Molekulare Medizin stellte einen engen Zusammenhang des atopischen Ekzems mit dem Gen C11orf30 auf Chromosom 11 fest. Nun formen sich allmählich Erkenntnisse über die potenzielle Gefahr einzelner Umwelttoxine, noch lange aber nicht über das gesamte Giftgeschehen in unserer Umgebung.

Lippenstifte: Schön & giftig

Die Consumer Education and Research Society (CERS) untersuchte 46 Lippenstifte von 19 bekannten Herstellern und enthüllte dabei einige interessante Fakten.

Die meisten Lippenverschönerer enthielten bedenkliche Konzentrationen von Blei. Erstaunlicherweise war grelles, glänzendes Rot davon weniger betroffen als sanftere Brauntöne. Und Billigstifte enthielten weniger von dem hochgiftigen Spurenelement als teure Konkurrenzprodukte.

Die kanadische Regierung setzte im Jahr 2009 zwei Toxine auf die Verbotsliste für Lippenstifte: die viel verwendeten sogenannten D4- und D5-Siloxane, die im weiteren Sinne zu den Silikon-Abkömmlingen zählen. Aus ihrer Database von 41000 Körperpflegeprodukten hat die Environmental Working Group errechnet, dass jedes dritte Produkt Siloxane enthält.

Siloxane sind halb organische, halb anorganische chemische Substanzen und gerade deshalb für den Organismus so bedenklich, der für derlei Hybrid-Giftstoffe durchlässiger ist. Siloxane stecken neben Lippenstiften auch in Body Lotions, Haarpflegemitteln, Seifen, Babyschnullern und Reinigungsprodukten. Sie können Hautallergien auslösen, das ganze Spektrum des Gefahrenpotenzials ist indessen noch nicht erforscht.

Lippenstifte sind darüber hinaus wahre Fundgruben für Beauty-Toxine, echter Anschauungsunterricht für Gift-Scouts. Sie enthalten – je nach Hersteller – unterschiedliche Spuren von Bismuth-Oxychlorid, Dioxan,

> Mineralölen, synthetischen Farben und Aromen oder Triclosan, das Bakterien abtötet und Lippenstifte lange haltbar macht.
> Ähnlich wie im Lebensmittelhandel gilt auch bei Kosmetika oft der Grundsatz: Giftige Inhaltsstoffe sind beliebt, sie machen das jeweilige Produkt konkurrenzfähiger.

Die Haut von Personen mit Neurodermitis ist meist besonders empfindlich, somit schutz- und wehrlos gegen aggressive Gifte. Davon können Eltern ein Lied singen, die verzweifelt mit ansehen müssen, wie ihre Kleinen sich gegen den quälenden Juckreiz durch Kratzen zu wehren versuchen. Durch die entstehenden Schürfungen kommt es zu winzigen Hautverletzungen, bei der Bakterien, Keime, Pilze und andere krankheitserregende Mikroorganismen in die Haut und womöglich in den Blutkreislauf eindringen. Gefährlich sind Aflatoxine, Schimmelgifte, die überall in unseren Räumen lauern, hinter Tapeten, Möbeln, in Regalen, Zimmerdecken, selbst den kleinsten Brotkrümel oder Ölfleck besiedeln, sich in schwebenden Sporen ausbreiten und sich in Hautbereichen breitmachen, die vorher durch Umweltgifte vorgeschädigt wurden.

Zähne & Zahnfleisch leiden mit

Die großen Zahnpasta-Produzenten gaukeln unsereins in der Werbung ja ständig vor, wie gesund ihre Produkte sind, meist hinterlegt von Dentisten im weißen Kittel und freundlichen

Zahnarzthelferinnen mit blendend weißen Zähnen. Die Wahrheit aber sieht anders aus: Auch Zahnpasten und andere Zahnpflegemittel sind aufgeladen mit Chemie-Toxinen:

- Das bereits erwähnte Triclosan gelangt aus gewöhnlichen Zahnpasten in den Organismus. Weil es fettlöslich ist, wird es im Gewebe gespeichert, kann krebsauslösend wirken. Vorsicht ist vor allem bei Kindern geboten, die Zahnpasta mitunter verschlucken und die wegen ihres geringeren Körpergewichts höhere Konzentrationsanteile dieses Laborgifts in sich aufnehmen.
- Fluoride sind seit eh und je Zankapfel in Pro & Contra-Diskussionen. Nach neuen Erkenntnissen schädigt dieses hochtoxische Spurenelement das Zahnfleisch, weil es Aufbauenzyme zerstört und die stets wichtige tägliche Erneuerung des Zahnfleisches hemmt. Außerdem können Fluoride Zähne hart und brüchig machen.
- Surfactantien erniedrigen die Oberflächenspannung von Flüssigkeiten, Zahnpasten lassen sich dann besser aus der Tube auspressen. Sie sind auch schaumbildend, mit dem Nachteil, dass auch das Zahnfleisch anschwellen kann – was wiederum eine Periodontitis begünstigt, eine Zahnfleischentzündung.
- Polyethylenglykol bindet Wasser in der Zahnpasta und beugt Ablagerungen anderer Inhaltsstoffe vor. Die Pasta quillt dann stets schön gleichmäßig cremig aus der Tube, steuert der allgemeinen Giftkonzentration im Körper allerdings zusätzlich Toxine bei.
- Glyzerin wird häufig als natürlicher Hilfsstoff hingestellt, schadet dem Gebiss aber ebenfalls. Unsere Zähne werden

nämlich sehr beansprucht, müssen und wollen sich ständig remineralisieren. Die Neuaufnahme von Aufbaustoffen funktioniert über unendlich winzige Ionen-Kanälchen in der vermeintlich harten und undurchlässigen Zahnschmelzschicht. Glyzerin aber verklebt dieses sogenannte Enamel mit einer zähen und schwer ablösbaren Schicht, sodass die Versorgung der Zähne durch Biostoffe unterbunden wird.
- Riech- und Farbstoffe ergänzen das Arsenal an Chemiegiften, mit denen unsere armen Zähne und unser Zahnfleisch Tag für Tag gequält werden.

Hair-Styling und die Folgen

Wenn man sich in Drogerien, Parfümerien und Supermärkten die Packungshinweise für Haarpflegemittel anschaut, stößt man immer wieder auf Lock-Slogans wie »Dieses Shampoo schützt Ihr Haar«, »Dieser Festiger schützt und pflegt Ihr Haar« oder »Dieser Conditioner schützt Ihr Haar«. »Unser Haar will aber gar nicht geschützt werden«, erklärt der Dermatologe Dr. Warne Fishkin vom National Institute of Health in Bethesda (US-Staat Maryland). »Im Gegenteil, es schützt uns vor Kälte, Nässe, Hitze und Trockenheit – nicht anders wie das Fell der Tiere in freier Natur Rehe, Hasen oder Mäuse schützt.« Früher wuschen die Menschen ihr Haar nur mit Wasser, oder sie verwendeten natürliche Kräuterauszüge. Dr. Fishkin: »Das trügerische Werbeversprechen der Beauty-Industrie, dass ihre Kosmetika das Haar schützen, ist eine einzige Lüge. Am meisten betroffen sind Frauen und Männer, die nicht als Kunden kurzzeitig Hairstyling-Salons und Friseurgeschäfte aufsuchen, sondern jene, die Tag für Tag in diesen mit Giften überdünsteten Räumen arbeiten müssen.«

Für Dermatologen bilden Kopfhaut und Haar eine Einheit. Die lebendigen Haarelemente wie Haarwurzeln, Follikel oder Talgdrüsen befinden sich in der Haut, aus der der Haarschaft als weitgehend lebloser Keratin- bzw. Hornstoff herauswächst. Die Schönheit des Haares beginnt demnach im Inneren der Hautschichten der Kopfhaut – und reicht von hier tief in das allgemeine Stoffwechselgeschehen des Körpers hinein. »Die Schönheit unserer Haare beginnt eigentlich schon im Darm«, erklärt Dr. Fishkin. Das sogenannte Sebum, der Talg, besteht hauptsächlich aus Fettsäuren, er schützt Haut und Haar, hemmt die Ansiedelung krankheitserregender Bakterien und sorgt dafür, dass die Kopfhaut stets im Referenzbereich eines gesunden, natürlichen pH-Werts zwischen 5 und 6,8 verbleibt. Diese ölige Substanz vermittelt dem Haar Feuchtigkeit und Glanz. Ganz klar, dass sie nicht durch aggressive Reiniger oder andere Schönheits-Toxine zerstört werden darf. Dann kann es nämlich geschehen, dass die Kopfhaut – quasi in Notwehr – übermäßig neuen Talg produziert, der die Haarpracht verfettet und verklebt. Chemisch-synthetische Haarschutz- und Pflegemittel zerstören unser Haar. Dies kommt der Kosmetik-Industrie entgegen, die jetzt auch sogleich neue, toxische Entfettungs- und Enttalgungs-Lotions auf den Markt werfen und mit ihren Vergiftungsattacken doppelt Profit machen kann.

Wissenswertes über unser Haar
- Es besteht aus etwa 100 000 einzelnen Haarschäften. Blonde Menschen haben mehr, Brünette weniger, Rothaarige haben im Allgemeinen am wenigsten Haare.
- Das Haar wächst über Jahre hinweg schubweise, legt dabei immer mal wieder Pausen ein. Etwa jedes siebte Haar auf unserem Kopf macht gerade »Urlaub«, wächst also nicht. Am Ende des Phasenwechsels zwischen Stillstand und Wachstum fällt das Haar aus.
- Insgesamt hat das Haar eine Lebensspanne von einem bis vier Jahren, es wächst pro Monat um knapp einen Zentimeter. Interessant übrigens, dass die haarbildenden Zellen zu den stoffwechselfreudigsten im ganzen Körper zählen.
- Ob ein Mensch glattes, gewelltes oder gelocktes Haar hat, hängt von der Form der Follikel ab. Die lassen sich nicht verändern, weder durch klebstofffeste Gels noch durch Dauerwellen. Melanozyten, dies sind Pigment produzierende Farbzellen, versorgen das Haar mit seiner genetisch einprogrammierten Normalfarbe.
- Unser Haar liebt Regen, Nässe, Frost, Nebel, Wind und Kälte. Dann darf es nämlich endlich mal uns schützen, also seiner eigentlichen Aufgabe nachkommen. Dr. Fishkin aus den USA rät: »Bei Regen ohne Kopfbedeckung oder Schirm raus ins Freie, zu einem kurzen, raschen Spaziergang. Mit klatschnassem Haar heim, unter die Dusche und das Haar trockenrubbeln. Danach fühlt es sich gleich fester an.

Unser Haar hat viele Feinde

Die rekrutieren sich vor allem aus der verhängnisvollen Kameraderie der globalen Kosmetik-Hersteller, wo Produzenten von synthetischen Stoffen, Designerfirmen und Handelsketten im fröhlichen Profitstreben zusammenwirken. Haare mögen einen pH-Säurewert, wie er sich etwa in gesundem Regen oder im Wasser eines Gebirgsbachs findet. Viele Shampoos und andere Haarmittel sind zu basisch, haben also einen zu hohen pH-Wert, sie greifen das Haar an, machen es trocken und brüchig. Dies betrifft viele Anti-Schuppen-Shampoos, deren Erfolg sich darin zeigt, dass sich nur noch mehr Schuppen bilden. Ähnliches gilt für Conditioner, die oft extrem mit Pflanzenölen, Säuresubstanzen, chemischen Stabilisatoren, Verdickungs- und Lösungsmitteln, Duft-, Riech- und Farbstoffen überladen sind.

Die meisten Anwender waschen das Haar und bringen dann den Conditioner auf, was zu einer Doppelbelastung für das Haar führen kann. Viele verwenden auch Spül-Lotions, die meist ebenfalls toxisch belastet sind. Experten empfehlen, das Haar nach dem Waschen mit Lösungen aus Zitronen- bzw. Limonensaft oder Essig auszuspülen. Wenn Haar und Haarboden zu trocken sind, die Kopfhaut juckt, helfen natürliche Oliven- oder Koskosnussöle. Man muss da nicht gleich wieder zu den Regalen der Haarpflegemittel in Drogerien und Supermärkten eilen, um ein weiteres Giftprodukt auszusuchen.

Tönen, Färben & Bleichen

Die von der Natur zugeordnete Haarfarbe lässt sich nicht verändern. In jedem Menschen bestimmen Chromosomen die Eigenschaften des Haars. 23 Chromosomen haben wir von unserer Mutter geerbt, 23 von unserem Vater. Je nach Ausprägung, dem sogenannten Phänotyp, äußert sich die Haarfarbe. Wenn die Mutter blond ist, der Vater schwarzes Haar hat, die Tochter aber ebenfalls blond ist, haben sich die Gene der Mutter durchgesetzt. Viele Menschen können sich damit jedoch nicht abfinden, sie sind mit ihrer Haarfarbe unzufrieden. Deshalb werden die Regalschluchten für Tönungs- und Färbemittel in den Märkten immer länger.

Während temporäres Tönen den Haarschaft mit abwaschbaren Farbpigmenten umschließt, erfordern zahlreiche Färbemittel, dass die Haarkutikel, die äußere Rindenschicht des Haares, gewaltsam aufgesprengt werden muss, damit die neue Farbe eindringen kann. Allein für diesen Prozess werden chemische Substanzen beigegeben, als Vorbereitung für weitere Vergiftungsmaßnahmen. Haar und Haarschaft trocknen dadurch aus, werden weich, neigen zu Spliss und Haarausfall. Nach der Tönung schließt sich die Schutzschicht des Haares nicht mehr, wodurch das Haar vergröbert, Glanz und Geschmeidigkeit sowie seine ursprüngliche Farbkraft verliert.

Traditionelles Bleichmittel ist Wasserstoffperoxid, das auch in nur allmählich wirkenden BlondiersSprays enthalten ist und aggressiv natürliche Farbpigmente zerstört.

Eine Rolle spielen Häufigkeit der Anwendung und Konzentration der jeweiligen Haarfärbemittel. In ihrer Datenbank »Chemikalien und Kontaktallergie« hat das Bundesinstitut für Risikobewertung 98 Substanzen unter die Kategorie

»Bedeutende Kontaktallergene« und 77 Substanzen unter der Kategorie »Begründeter Verdacht auf Kontaktallergene« aufgeführt. Nicht umsonst werden entsprechende Produkte mit langen Listen von Warnhinweisen vor möglicherweise schwerwiegenden Allergien vertrieben. Gewarnt wird vor allem vor Resorcin, das zu Rötungen, Schwellungen, Entzündungen der Haut, Schleimhäute und Augen, bei Aufnahme über den Verdauungstrakt zu Übelkeit, Krämpfen und Koliken führen kann. Dieses Chemieprodukt der Giftklasse 3 ist aber oft unverzichtbar für Farbstoffsynthesen.

Lieber erst den Hautarzt fragen

Haarfärbe-, Tönungs- und Bleichmittel können sich weitaus gefährlicher auswirken als alle anderen synthetischen Kosmetika, die die Haut im Laufe eines Tages und einer Nacht ertragen muss. Wer ohnehin vorgeschädigt ist, sollte lieber erst Rat beim Dermatologen einholen. Unterschieden wird zwischen Tönungen sowie halbpermanenten und permanent-dauerhaften Färbungen, die nur erneuert werden, wenn beim Nachwachsen der Haare die alte Farbe zum Vorschein kommt. Semipermanente Färbungen halten etwa 20 Haarwäschen lang, Tönungen nur etwa 5 Haarwäschen. Haarfärbemittel werden im Zweikomponenten-System und zusätzlich meist noch eine Pflegespülung aufgetragen, die unter Umständen ebenfalls giftig ist. Erst mal auf Haar und Kopfhaut gelandet, entwickeln Farbstoff-Toxine einen erheblichen Ehrgeiz, sich mit anderen Kosmetikgiften zu verbünden, die schon im Kopfhautbereich enthalten sind.

Inzwischen sind viele Farbgifte verboten, doch neue hinzugekommen. Phenylendiamin und Naphthole sind in der

Giftklasse 2 eingestuft, ebenfalls hochtoxisch ist das in Färbemitteln enthaltene Toluylendiamin. Beim Vermengen dieser Chemiesubstanzen erhöht sich deren Gesamttoxizität. Nicht selten gesellen sich dem Haar anschließend noch Festigersprays, Glanzmittel, Duftstoffe oder Parfüms hinzu, die die Haarpracht am Ende zu einem einzigen Giftparadies machen. Die Substanzen lösen Hautallergien aus, sind krebserregend. Weil auch häufig Wimpern und Augenbrauen eingefärbt werden, kann es zu schweren Augenentzündungen kommen. Viele Friseurinnen und Friseure müssen ihren Beruf aufgeben, weil sie der anhaltenden Giftbelastung nicht mehr gewachsen sind. Dr. Siegfried Borelli von der Dermatologischen Klinik und Polyklinik der Universität Münche fand heraus, dass rund 70 Prozent der ständig mit Kaltwellflüssigkeiten arbeitenden Personen unter toxisch verursachten Hautschäden leiden. Kaltwellflüssigkeiten sind Inhaltsstoffe der alkalischen Dauerwellenbehandlung. Massiv belastet wird das Personal in Friseurgeschäften darüber hinaus auch durch typische Beauty-Gifte wie Dichlorpropan, Thioglykolsäure, Ethylbenzol, Para-Farbstoffe, Toluol sowie durch Nickel und andere Metallverbindungen.

Vorsicht: Nagelgifte!

Auf Hochglanzpapier in der Magazinwerbung sehen sie oft so wunderschön verführerisch aus: glänzende, lange Fingernägel in herrlichen Farben. Weil eine solche Keratin-Pracht nicht von allein wächst, Nägel stattdessen unansehnlich brüchig, gewölbt, mit Rillen und Flecken versehen sind, muss kräftig nachgeholfen werden. Das Problem: Der Nagellack, der aufgetragen wird, soll rasch abtrocknen, sonst würde man ja bei der Hausarbeit oder im Büro alles verschmieren. Dementsprechend stecken Toxine im Lack selbst, in den Trocknungssubstanzen und im Nagellackentferner, mit dem die ganze Pracht irgendwann wieder entfernt werden muss, um neue Gifte aufzutragen.

Nagelstudios und Beauty-Salons, in denen unablässig Maniküre und Pediküre verabreicht werden, sind dementsprechend Brutstätten für Schönheits-Toxine aller Art. Aber auch die private Anwendung daheim bietet jede Menge Risiken. Nagellack besteht aus Pigmenten in einer Lösung, der Härtungssubstanzen beigemengt sind. Professionelle Behandlungen bestehen aus drei Arbeitsgängen: einer Basisschicht, dem Auftragen einer Farbschicht und einer Oberflächenschicht. Nach dem Auftragen jeder einzelnen Lage beanspruchen Trocknung und Verhärten der Schicht jeweils mehrere Minuten, in denen fleißig chemische Toxine ausgedünstet werden, wenn Lösungsmittel sich verflüchtigen, also vom flüssigen Zustand in einen Gaszustand übergehen. Die Erstschicht enthält meist schon Nitrocellulose, Methycrylat-Polymere und Vinyl-Polymere, die Zweitschicht Toluensulfonamide, Vinylresine und Acrylate, die Topschicht Dibutyl-Phthalate, Dioctyl-Phthalate und Tricesyl-Phosphate, allesamt Leben zerstörende Substanzen aus Industrielabors.

Giftdepots an Fingern und Zehen
- Die meisten Nagelpolituren enthalten Formaldehyd, einige von ihnen auch Methacrylate, die durch dauerhaftes Einatmen Asthma verursachen können. Die Haut reagiert auf diese Toxine mit Rötungen, Entzündungen und Pickeln.
- Zu diesen beiden Basisnagelgiften gesellen sich weitere: Xylene, die gerne auch in der Gummi- und Lederindustrie Verwendung finden. Bei chronischem Kontakt können Xylene Kopfschmerzen, Schwindelgefühle, Schlafstörungen und Nervosität auslösen.
- Nicht weniger bedenklich bis gefährlich sind die in Nagellack reichlich enthaltenen Ketone, Acetate und Toluene, allesamt Lieblingsmoleküle der internationalen Beauty-Giftmischer.
- Nagellackentferner sind extrem flüchtige Lösungsmittel, deren Gifte bereits beim Auftragen aggressiv in die Atmungswege eindringen und ebenfalls schwere Symptome auslösen können, von Übelkeit bis hin zu Herzrasen. Sie werden auch leicht von der Haut aufgenommen, Toxine erreichen dann die Blutbahn.
- Somit summieren sich für das Personal in Nagelstudios die Risiken. Besonders betroffen sind Personen, die ohnehin an Asthma oder Problemen mit den Atmungswegen leiden. Erste Warnsymptome sind Niesen, Husten, Kurzatmigkeit und Verengungsgefühle im Brustbereich.

Ein ganz normaler Giftalltag

Eine Gruppe von Medizinstudenten des New York University Medical Centers hat in einer inoffziellen Untersuchung festgestellt, dass eine mode- und schönheitsbewusste junge Frau schon morgens vor dem Frühstück mit durchschnittlich 14 120 Giftstoffen bzw. Toxin-Derivaten belastet ist. Sie stecken in:

- Zahnpasta, Mundspülmittel
- Seife, Reinigungscreme
- Duschgel, Haarserum bzw. -spülung
- Körpermilch bzw. -lotion
- Eyeliner, Make-up, Puder, Mascara, Foundation
- Gesichtsfluid und -straffungsgel
- Haarglanzspray, Festiger, Conditioner, Haarmaske
- Parfüm, Eau de Toilette
- Deospray
- Tagescreme
- Lippenstift
- Fußbalsam

Zum Abschluss der morgendlichen Hygiene nochmal mit dem duftenden Kosmetiktüchlein abgetupft – und endlich geht es an den Frühstückstisch, wo wiederum andere Toxine in Kaffee, Marmelade, Brötchen oder Salami warten und lauern. Der eigentliche Giftalltag darf beginnen.

Der Riesenprofit mit Reinigungs-Toxinen

Wir wünschen uns ja alle ein ordentliches, sauberes Zuhause. Küche, Badezimmer, Wohn- und Schlafräume sollen blitzblank sein, Staub, Schmutz, Bakterien oder Schimmelpilze sind unerwünscht. Diese mentale Sehnsucht nach einer heilen Wohnwelt wird vom Kartell der Laborindustrie ebenso missbraucht wie unser Verlangen nach Gesundheit und einem attraktiven Aussehen. Und immer wieder sorgt die Werbung mit trügerischen Filmchen und Fotos für ein Gaukelbild glückseligen Wohnens. Das Absurde: Selbst geringfügigste Flecken oder Verunreinigungen, harmlose Bakterien oder Minispinnen, die wirklich niemandem etwas zuleide tun, werden mit Chemiegiften ausradiert und verfolgt, die unserer Gesundheit weitaus mehr schaden. Angekurbelt und verführt vom mächtigen Bündnis der Reinigungs- und Wohnhygiene-Produzenten, werden Atemluft, Wände, Böden und der Inhalt unserer Kleiderschränke und Küchenregale zum Musterbeispiel ökologischer Verschmutzung. Am meisten tragen dazu bei:

- Waschmittel
- Spülmittel

Aufgerüttelt durch die katastrophalen Statistiken der Umweltverschmutzung, hat die EU im Juni 2007 eine neue Chemikaliengesetzgebung verabschiedet: REACH (Registration Evaluation and Authorisation of Chemicals). Sinn und Zweck ist es, ökotoxilogische Untersuchungen durchzuführen, gesundheitsgefährdende Alt- und Neustoffe zu registrieren und deren Hersteller mit Auflagen zu versehen. Das Ziel: Die Produzenten sollen selber für verträgliche Chemikalien sorgen, die Prüf- und Verbotslast soll nicht weiter bei den EU-Behörden liegen. Besonders gefährliche Stoffe müssen Zulassungsverfahren durchlaufen. Und die Kennzeichnungspflicht wird verschärft. Über REACH gibt es eine Verbraucherinformation, die man im Internet unter www.bund.bfr.de herunterladen kann.

Ökoschmutz durch Haushaltschemikalien

Wasch- und Reinigungsmittel belasten unser Grundwasser in weit größerem Ausmaß als bislang angenommen. Dabei geht es nicht nur um Tenside, die in nahezu allen Waschmitteln enthalten sind, sondern um Hunderte weiterer Chemietoxine, die sich im Zusammenwirken zu einer unüberschaubaren Vielfalt von Giftmolekülen potenzieren. Tenside sind waschaktive Substanzen, die auch in Spülmitteln, Shampoos, Seifen etc. enthalten sind. Sie sorgen dafür, dass sich Wasser und ölhaltige Substanzen in einem Produkt vermischen. Tenside töten die harmlose Bakterienflora in unseren Gewässern, werden deshalb als wassergefährdend eingestuft.

Allein im Jahr 2000 wurden in Deutschland mehr als 5600 neue Wasch- und Reinigungsmittel bzw. neue Zusammensetzungen bestehender Marken in den Handel gebracht, Produkte aus dem häuslichen, gewerblichen und industriellen Bereich. Am Ende dieses Jahres, so berichtet das Umweltbundesamt, stellten rund 4500 Firmen etwa 54 000 Wasch- und Reinigungsmittel her. Die landen – nachdem sie ihre privaten oder industriellen Waschabläufe hinter sich haben – letztlich alle im Grundwasser, wo auch sonst? Der Anteil dieser chemischen Putzmoleküle stieg seitdem ständig an. Pro Jahr werden bei uns verbraucht:

- Waschmittel   800 000 Tonnen
- Weichspülmittel   190 000 Tonnen
- Handgeschirrspülmittel   120 000 Tonnen
- Maschinengeschirrspülmittel   60 000 Tonnen
- Universalreiniger   80 000 Tonnen
- Scheuermittel   30 000 Tonnen

Da wird schon deutlich, dass unser Grundwasser und unser Erdreich diese gewaltigen Mengen unmöglich verarbeiten oder in irgendeiner Weise neutralisieren kann.

Was so alles in unseren Waschmitteln steckt
Tenside
Diese Substanzen setzen die Oberflächenspannung des Wassers herab. Das hat den Vorteil, dass sich Wasser an Gewebefasern anheftet und die Verschmutzung sich von der Faser löst. Darüber hinaus sorgen Tenside dafür, dass sich Schmutzteilchen schwebend im Waschwasser halten, sich also nicht wieder an den Stoff anheften. Statt dessen werden Tenside mit dem letzten Spülgang über Schlauch- und Abwassersystem ausgespült. Es gibt eine ganze Reihe unterschiedlicher

> **Die Hitliste der Wasch- und Reinigungsmittel**
> - Tenside
> - Alumosilikate
> - Carboxymethylcellulose
> - Natriumsalze
> - Calciniertes Soda (Natriumcarbonat)
> - Salze und Ester der Ortho-Kieselsäure (Silikate)
> - Polycarboxylate
> - Natriumperborat (Tetrahydrat)
> - Bleichmittel Natriumpercarbonat
> - Phosphate (Salze und Ester der Ortho-Phosphorsäure)
> - Natriumcitrat (Natriumsalz der Zitronensäure)
> - Verbindungen der Phosphonsäure
> - Nitrilotriessigsäure
> - Tetraacetyl-Ethylendiamin (Bleichmittel)
> - PVP (Polyvinylpyrrolidon)
> - Optische Aufheller
> - Alkoholische Lösungsmittel

Tenside, die sich für das Waschen unterschiedlicher Gewebe bei unterschiedlichen Waschtemperaturen eignen.

Verfärbungsinhibitoren
Die sorgen dafür, dass beim Waschen von Textilien aus Cellulosefasern, wie zum Beispiel Leinen, Baumwolle oder Viskose, keine austretenden Farben die Gewebe einfärben. Häufig als Inhibitor verwendet ist Polyvinylpyrrolidon.

Silikate
Meist sind es Natriumsilikate, die die Reinigungskraft verstärken. Sie verhindern auch Korrosionserscheinungen der Metallteile von Waschmaschinen.

Polycarboxylate
Diese wasserlöslichen Salze der Polycarbonsäuren verhindern oder vermindern Ablagerungen auf der Wäsche und hemmen die Verkalkung des Wassers sowie die Vergrauung der Wäscheteile, sorgen somit für den Erhalt leuchtender Farben. Die Substanz ist biologisch nur schwer abbaubar.

Phosphonate
Sie dienen zum Bleichen von Stoffen, werden zwar nur in geringen Mengen verwendet, sind aber fast überhaupt nicht abbaubar, sodass sie beträchtlich zur Belastung des Grundwassers beitragen.

Natriumcarbonat
Wird auch als Soda bezeichnet, macht das Waschwasser alkalisch, was die Schmutzlösung und -entfernung verbessert.

Konservierungsmittel
Wasch- und Waschhilfsmittel können auch verderben, deshalb werden ihnen oft chemische Substanzen beigesetzt, die das Ansiedeln von Bakterien, Schimmelpilzen oder Fäulniserregern verhindern.

Korrosionsinhibitoren

So mancher Hersteller wirbt mit dem Versprechen, dass sein Waschmittel Korrosionen mechanischer Teile in der Maschine vorbeugt. Beliebt sind Tenside, organische Salze oder Silikate.

Citrate

Diese Salze der Zitronensäure wirken kalklösend und werden deshalb gerne in Waschmitteln eingesetzt. Unter Hitzeeinwirkung zerfallen sie zu Kalziumcitrat, das relativ unbedenklich ist, jedoch bei Schimmelpilzallergikern Symptome verschlechtern kann.

Farbstoffe

Ohne die Zugabe von hellblauen oder rosafarbenen Farbstoffen wäre so manches Waschmittel nicht einheitlich weiß. Deshalb wird es eingefärbt, damit es hübscher aussieht und sich besser verkaufen lässt.

Duftstoffe

Auch die zählen zu den beliebten Beigaben der Waschmittelproduzenten, nach dem Motto: Was gut riecht, wird gern gekauft. Obwohl die Wäsche in der Trommel mit Giften regelrecht getränkt wird, kommt sie anschließend doch nach natürlicher Frische duftend aus der Maschine. Verwendung finden organische Riechstoffe ebenso wie solche aus Chemielabors. Manche Duftstoffe bestehen aus hundert oder mehr Einzelsubstanzen, wie zum Beispiel Benzyl Benzoate, Methyl-2-Octynoate. Alpha-Isomethyl Ionone oder Geraniol. Bedenklich sind Duftstoffkomponenten wie Nitromoschus- oder polyzyklische Moschusverbindungen.

Gleitmittel

Dies sind wachsähnliche Substanzen, die Steifemitteln beigemengt werden, damit später beim Bügeln das Bügeleisen fast von allein über Handtücher, Blusen oder T-Shirts gleitet.

Alkohole

Die stecken meist in flüssigen Waschmitteln, halten eingesetzte Substanzen in Lösung und verhindern so die Eintrübung. Sie wirken konservierend und unterstützen die schmutzlösende Wirkung von Tensiden.

Optische Aufheller

Diese in Weißtönern eingesetzten Substanzen heften sich an Gewebefasern an, sie formen unsichtbares ultraviolettes Licht in sichtbares blaues Licht um. Dadurch wirkt die Wäsche besonders strahlend weiß. Sie haben keine eigentliche Waschwirkung und sind biologisch nur schwer abbaubar.

In den Labors der großen, global operierenden Waschmittelhersteller wird unter hohem Personaleinsatz ununterbrochen an neuen Toxin-Kreationen getüftelt, an Mischungen, Duft- und Farbbeigaben, Komplexbildern (diese sogenannten Additive binden, lösen und entfernen Metalle), Detergenzien (haben Fett lösende Eigenschaften) und vielen anderen Stoffen und Kombinationen. Primärer Zweck ist es kaum, dass die Wäsche dann noch sauberer aus der Waschtrommel kommt. Denn unsere Koch-, Bunt- oder Feinwäsche wird in Maschinen sowieso perfekt eingeschäumt, durchgetrommelt, gereinigt und gespült. Hauptzweck ist eher, neue Slogans für die Werbung zu entwickeln, mit der man der Konkurrenz eins auswischen und temporär Vertriebsvorteile erzielen kann. Auf diese Weise entstehen Versprechungen wie »Besonders leuchtende Farben«, »Strahlend weiß bei niedriger Waschtemperatur« oder »Hurra, meine Bluse ist wieder wie neu«.

Sonderfall EDTA

Diese Ethylendiamintetraessigsäure ist einer der potentesten Grundwasserverschmutzer und Umweltvergifter. Sie wird industriell in riesigen Mengen als Reinigungsmittel verwendet, steckt in Dünger, Konservierungsmitteln und bevorzugt als Enthärter auch in Wasch- und Putzmitteln. Erstaunlicherweise ist EDTA als Lebensmittelzusatzstoff zugelassen (wenn auch nur in geringen Konzentrationen), als Bestandteil von Waschmitteln aber gelangt es über das Abwasser in die Umwelt und ist nur sehr schwer oder gar nicht abbaubar. Das Gift durchläuft Kläranlagen problemlos, weil es aufgrund seiner Wasserlöslichkeit weder abgelagert noch an den Klärschlamm gebunden wird. Das Umweltbundesamt geht laut einer Infobroschüre davon aus, dass praktisch die gesamte verwendete Menge an EDTA letztlich auch in unseren Böden und Abwässern landet.

Dementsprechend ist auch die Belastung in unseren Oberflächengewässern hoch, was zwangsläufig zu Belastungen des Trinkwassers führt. Ungeklärt sind vor allem die Wechselwirkungen dieses heimtückischen sogenannten Komplexbildners, gemeint ist die Neubildung von Toxinen in der aquatischen Umwelt mit einer möglichen langfristigen Belastung des Meerwassers. EDTA kann zu Reizungen und Entzündungen von Haut, Augen und Atemwegen führen, außerdem zu Ekzemen, Neurodermitis und schweren Hauterscheinungen.

Unter Anregung von Umweltorganisationen und Kontrollbehörden der EU und anderer Länder bemüht sich die Waschmittelindustrie um die Entwicklung von Ersatzstoffen. NTA, Nitriloessigsäure und deren Natriumsalze, sind bei ähnlich guten Komplexierungseigenschaften biologisch wesentlich leichter abbaubar. Von Bedeutung ist dabei die europaweite Aufklärung der Verbraucher unter dem Code »Umweltgerechte Handhabung von Haushaltswaschmitteln«.

Wie sieht das Waschmittel der Zukunft aus?

Jede in Deutschland lebende Person verbraucht durchschnittlich rund 10 Kilo Haushaltswaschmittel im Jahr. Dies summiert sich zu einer Gesamtbelastung von etwa 800 000 Tonnen im Jahr, Industriewaschmittel sind da noch gar nicht eingerechnet. Hinter blanken Statistiken verbergen sich unvorstellbare Verbrechen an der Natur. Wie verheerend sich solche Umweltverschmutzungen auswirken, können Biologen im Kleinen beobachten:

- Winzige Strudelwürmer, Bachflohkrebse oder Egel werden von Abwassergiften regelrecht zerfressen, in einem Stunden währenden Sterbeprozess.
- Kleine Larven und andere Wassertierchen suchen vergeblich Schutz an Stängeln oder Blättern von Wasserpflanzen oder unter Steinen.
- Kleine oder größere Fische quälen sich mit schweren Entzündungen, offenen Geschwüren oder nekrosen Kiemen oder Schuppen durch ihr Wasserleben.
- Nicht minder leiden Wasserinsekten und -kleintiere wie Asseln, Flöhe, Milben, Wasserläufer, Mücken, Libellen,

Wasserwanzen, Käfer, Kugelspringer, Spinnen etc., die alle extrem empfindlich und genetisch an eine Existenz in sauberen Gewässern angepasst sind.

US-Wissenschaftler haben errechnet, dass eine einzige Ladung giftgetränkten Waschmaschinenwassers im Grund- oder Oberflächenwasser bis zu 400 Millionen Kleintiere, Bakterien, Keime, Pilze und andere Mikroorganismen abtöten kann, die für das bio-ökologische Gleichgewicht der Natur unverzichtbar sind. Vorbild für uns könnten zunächst die Niederländer sein, die pro Jahr weniger als sieben Kilo Waschmittel verbrauchen. Weitaus verschwenderischer gehen die Spanier mit den giftigen Desinfektionsmitteln um, sie verbrauchen pro Kopf durchschnittlich mehr als 13 Kilo pro Jahr und sind EU-weit damit Spitzenreiter. Markt und Umwelt verlangen nun zusehends nach verträglicheren Waschmitteln.

Kompaktwaschmittel sind vernünftiger
Immer mehr Konsumenten greifen in Supermärkten oder Drogerien zu den großen Waschmittelbehältern mit bis zu 10 Kilo Inhalt, meist wohl aus Ersparnisgründen. Diese herkömmlichen Pulvervollwaschmittel sind allerdings in höherem Maß umweltbelastend als die konzentrierteren Waschmittel in meist kleineren Verpackungsgrößen. Herkömmliche Waschmittel verlangen nach höherer Dosierung beim Waschgang, sie enthalten auch mehr Füllstoffe, die den Salzgehalt der Gewässer erhöhen und damit das ökologische Gleichgewicht zusätzlich schädigen können. Über die Verwendung herkömmlicher Waschmittel gelangen bis zu 30 Prozent mehr waschaktive Substanzen, wie zum Beispiel

Tenside, und dreieinhalb Mal soviel Salze in die Abwässer als über Kompaktwaschmittel.

Der Trend geht dementsprechend zu moderneren konzentrierten Waschmitteln mit guter Reinigungsleistung bei geringerem Chemieeinsatz. Mit solchen Waschmitteln kann weitaus mehr Wäsche gewaschen werden als mit herkömmlichen Waschmitteln. Aus Sicht des Gewässerschutzes sollten Waschmittel nur die unbedingt notwendigen Inhaltsstoffe enthalten und sparsam dosiert werden. Das Bundesumweltamt bewertet nach folgenden Kriterien:

- Chemikalienmenge pro Waschgang
- Inhaltsstoffe der Waschmittel im Hinblick auf ihre Entfernungsmöglichkeit in Kläranlagen und Giftigkeit gegenüber Wasserorganismen
- Lösliche und unlösliche anorganische Substanzen
- Organische Stoffe, die biologisch nicht abbaubar sind
- Benötigter Sauerstoff für den Abbau der enthaltenen Giftstoffe

Waschmittel im Baukastensystem führen bei sachgemäßer Dosierung zu der geringsten Umweltbelastung. Bei hoch konzentrierten, herkömmlichen oder flüssigen Vollwaschmitteln bzw. auch bei pulverförmigen Colorwaschmitteln sind die Übergänge fließend. Die wahlweise Verwendung von Color- und konzentrierten Waschmitteln belastet die Umwelt weniger als der ausschließliche Einsatz von kompakten Vollwaschmitteln. Vollwaschmittel eignen sich für stark verschmutzte und weiße Wäsche. Sie enthalten neben Tensiden und Enthärtern bleichende Substanzen, optische Aufheller

Die verschiedenen Waschmittel

- Baukastenwaschmittel: Eine vernünftige, umweltschonende Kombination von zwei, meistens aber drei Komponenten. Zunächst sorgt ein Basiswaschmittel für weiches Wasser, ein Enthärter für die Anpassung an die jeweilige Wasserhärte. Bleichmittel werden nur bei stärkerer Verschmutzung beigegeben, und auch nur bei bleichbarer Wäsche. Entscheidend ist ein sparsamer Umgang, Baukastenwaschmittel werden oft überdosiert, im Bemühen des Verbrauchers, die Wäsche am Ende auch richtig sauber aus der Maschine zu nehmen. Insgesamt gesehen verbrauchen Baukastenwaschmittel wesentlich weniger Chemietoxine als herkömmliche Waschmittel.
- Feinwaschmittel: Sie enthalten – im Gegensatz zu Vollwaschmitteln – keine Aufheller oder Bleichmittel, dementsprechend eignen sie sich vor allem für die Pflege feiner, farbiger, empfindlicher Textilien, speziell auch für die schnelle Handwäsche.
- Spezialwaschmittel: Die werden für die Pflege spezieller Textilien eingesetzt, wie zum Beispiel Sportbekleidung aus synthetischem oder halbsynthetischem Material, hochwertige Gardinen oder Kissenbezüge oder auch für Reitbekleidung mit Lederbesätzen, die nicht verformen sollen.
- Vollwaschmittel: Diese meist konzentrierten Giftschleudern belasten unser Grundwasser und unsere Umwelt am allermeisten. Sie enthalten meist so ziemlich alles an waschaktiven Substanzen, was die

Labors der Chemiereiniger liefern können, sind leider gerade deshalb bei Verbrauchern sehr beliebt, weil die Wäsche eben pieksauber aus der Trommel geholt wird. Doch leider: Die Wäsche ist sauber, die Umwelt dafür verschmutzt – ein Effekt, der mit dem Gebrauch der meisten Wasch- und Reinigungsmittel einhergeht.

- Kombinationswaschmittel: Vorsicht, diese Waschmittel sind oft hoch konzentriert, verbunden mit Waschkraftverstärkern fressen sie aggressiv noch den kleinsten Fleck aus der Wäsche. Verwendete Alkalien, Tenside oder Komplexbildner setzen der Umwelt gehörig zu.
- Tandem-Waschmittel: Dies sind Kombinationen von Kompaktvollwaschmitteln und Kompaktcolorwaschmitteln, geeignet für weiße Wäsche und hohe Temperaturen und gesondert für bunte Wäsche. Das Umweltbundesamt bewertet diese Waschmittel relativ positiv, weil sie ohne eine ganze Reihe hochaktiver, toxischer Substanzen auskommen.
- Funktionswaschmittel: Dies sind Spezialwaschmittel für Leder, Kunststoff, synthetische Textilien, spezielle Sportbekleidung, zum Beispiel für Mountain-Biker, Surfer, Schwimmer etc., auch für Mikrofaserprodukte und Bettwäsche.

und vergrauungshemmende Stoffe. Colorwaschmittel sind frei von diesen Substanzen, enthalten dafür aber meist farbschützende Inhaltsstoffe, sie sind aus Sicht des Umweltschutzes für Buntwäsche besser geeignet. Für die Fleckentfernung gibt es im Handel entsprechende Fleckensalze.

Vorsicht vor antibakteriellen Mitteln

Bestimmte sogenannte anionische Tenside sind anaerob, reagieren also nicht mit Sauerstoff und sind dementsprechend schwer abbaubar. Weil sie stark wasserschädigend sind, verzichten Hersteller weitgehend auf deren Einsatz. Die Verwendung der hochbedenklichen Alkylphenolethoxylate (APEO) wurde gesenkt, auf Importwegen gelangen die Substanzen aber nach wie vor in unsere Waschmittel. Umweltschädigend sind vor allem auch kationische Tenside, sie sind in erheblichem Ausmaß aquatoxisch und lagern sich hartnäckig im Klärschlamm an.

Es klingt oft so vernünftig biologisch, wenn die Werbung von antibakteriell oder antimikrobiell wirkenden Reinigungsmitteln spricht. Bakterien gelten schließlich als feindlich, gesundheitsgefährdend und müssen dementsprechend getilgt werden. Sie leben aber in unserer Umwelt, haben nützliche Funktionen und tragen in unserem Organismus zu einem natürlichen Gleichgewicht bei. Sie neutralisieren sich unter gesunden Umweltbedingungen gegenseitig, werden über ein starkes Immunsystem kontrolliert, stellen also gar keine Gefahr dar. Ein Teil dieser Waschsubstanzen ist jedoch ebenfalls bedenklich, im Rahmen internationaler Abkommen werden sie zum Schutz der Ozeane als gefährlich eingestuft. Besonders besorgniserregend sind Biozide, die Phenole und Halogene enthalten und Reinigungsvorgänge von Kläranlagen beeinträchtigen können. Biozide sind Substanzen, die Lebewesen abtöten oder in ihrer Lebensfähigkeit einschränken. Sie sollen also schädliche Parasiten abschrecken oder unschädlich machen. Sie greifen nicht nur Mirkoben aggressiv und toxisch an, sondern – wenn sie in die Gewässer gelangen – ebenso auch Fische und aquatische Kleintiere. Der Handel mit ihnen unterliegt strengen Kontrollen.

Nach Einschätzung des Umweltbundesamts, des Bundesinstituts für gesundheitlichen Verbraucherschutz und Veterinärmedizin und des Robert-Koch-Instituts sind antibakterielle Reinigungsmittel im Haushalt überhaupt nicht erforderlich. Antibakterielle oder bakterizide Reinigungsmittel können die Haut enorm schädigen, deren wesentlicher nützlicher Bestandteil ja eine außerordentlich reiche Bakterienflora ist. Die Folge können Hautallergien sein, deren Therapie wiederum den Einsatz giftiger Antibiotika erfordert.

Giftige Reinigungsmittel im Haushalt

Wenn es darum geht, auch noch die letzte Bakterie aus dem Küchenregal zu entfernen oder Schwebekeimen den Garaus zu machen, sind wir Weltmeister. Damit alles schön blitzblank ist und nach natürlicher Frische duftet, haben wir stets ein halbes oder ganzes Dutzend hübsch etikettierter Reiniger zur Hand:

- Luftfrischespray
- Polster- und Teppich-Shampoo
- Spülmittel
- Möbelpolitur
- Ofenreiniger
- Toilettendesinfektionsmittel
- Schimmelpilzkiller
- Entkalker
- Grillreiniger
- Insektenvernichter

- Scheuermittel
- Glasreiniger, Fensterputzmittel
- Feuchtreinigungstücher
- Abflussreiniger
- Milben- und Mottenvernichter
- Allzweckreiniger
- Und vieles mehr

Ein Glück für die Herstellergemeinde, dass kaum ein Kunde in der Drogerie oder dem Supermarkt auf das Kleingedruckte auf der Rückseite des Etiketts guckt, ganz einfach oft schon deshalb, weil es im Neonlicht der Supermärkte ohne Lupe kaum zu entziffern ist. Denn da stehen sie alle drauf: die gesammelten Vertreter der Haushaltsgifte. Das Produkt selbst ist freilich hübsch eingefärbt und duftet großartig nach Blumen oder Früchten. Im Teppichboden im Kinderzimmer gibt es ab sofort keinen Mottenfraß mehr, doch ausdünstende Textilreiniger von Unilever oder Procter & Gamble verpesten dafür die Atemluft mit anderen Toxinen.

Spülmittel

Produzenten sind zwar angewiesen, laut gesetzlicher Verordnung ein sogenanntes Sicherheitsdatenblatt zu hinterlegen, daraus lässt sich aber für den Verbraucher gerade mal entnehmen, dass er bei möglichen Vergiftungserscheinungen verätzte Augen auswaschen, den brennenden Schlund mit kaltem Wasser ausspülen, in Zukunft vielleicht eine Schutzbrille und -handschuhe tragen und bei länger anhaltenden Befindlichkeitsstörungen oder Beschwerden seinen Hausarzt aufsuchen soll. Gefährliche Inhaltsstoffe werden auch benannt, wie Kaliumhydroxid oder Kalium- und Natriumcarbonat, es gibt aber keinen Hinweis, dass Inhaltsstoffe, die für sich selbst als nicht gesundheitsschädlich deklariert sind, in ihrem Zusammenwirken nicht doch zu bedrohlichen Sammelgiften werden.

Die Pflichtangaben für das Spülmittel Spüli von Henkel in Düsseldorf, ein viel gekauftes Spülmittel in deutschen Haushalten, lauten zum Beispiel:

- Ethoxylierte (mit Ethylenoxid angelagerte) Fettalkohole
- Sulfate
- Natriumsalz
- Propanaminium
- Sulfonsäuren
- Alkane
- Hydroxide
- Verschiedene chemische Derivate anderer Substanzen
- Anionische Tenside
- Amphotere Tenside
- Konservierungsmittel
- Methylisothiazolinone
- Limonene
- Duftstoffe

Auch Konkurrenzprodukte wie Somat, Calgonit, Sonett, KitchenKing, Fairy, Ecover oder Sodasan kommen ohne Chemietoxine nicht aus. Das Handgeschirrspülmittel Fairy Expert von Procter & Gamble hat zum Beispiel die Wassergefährdungsklasse 2, ist reich an Tensiden, aber nicht kennzeichnungspflichtig, obwohl es Natriumdodecylsulfat,

Amine, Alkyldimethyl und N-Oxide enthält, unser Grundwasser also definitiv schädigt.

In Handspülmitteln sind schaumbildende Tenside besonders hoch konzentriert. Weil sie das schützende Bakterienmilieu auf der Haut zerstören, werden wiederum andere Toxine beigesellt, die die Haut schützen sollen. Bedenklich sind die enthaltenen Alkan- und andere -sulfonate sowie Fettalkoholethersulfate.

In Spülmaschinen werden verständlicherweise weniger schaumbildende Tenside verwendet, dafür mehr Bleichmittel wie Perborat und Gerüststoffe wie Metasilikat oder Soda.

In Spülmitteln enthaltene Detergenzien, Farb- und Duftstoffe oder andere chemisch-synthetische und phosphatreiche Substanzen führen zu einer Überwucherung von Bächen, Flüssen und Seen und unkontrolliertem Algenwachstum auch in größeren Gewässern. Algen entziehen dem Wasser Sauerstoff, dadurch kommt es zum Fischsterben. Nach dem Ende des Geschirrspülvorgangs können giftige Chloride in die Atemluft austreten. Die großen Spülmittellabors bemühen sich um die Entwicklung umweltverträglicher Hand- oder Maschinenreiniger mit geringerem Phosphat- oder Chlorgehalt. Bei Spülmaschinen ist zudem der Einsatz von Klarspülern praktisch unverzichtbar, die die Oberflächenspannung des Wassers herabsetzen, einer Tropfenbildung vorbeugen und zu schnellerer Trocknung führen. Doch auch die enthalten wiederum Tenside, Lösungsstoffe, Zitronensäure oder Konservierungsmittel.

Insektenvernichter: Keine Chance für kleine Spinnen

»Käfer, Ameisen, Spinnen oder Fliegen haben in unserem Haus nichts zu suchen, das Ungeziefer soll draußen bleiben«, so lautet die gängige Formel des sauberkeitsbewussten Bürgers. Insekten handeln freilich nach ihrem genetisch einprogrammierten Migrationstrieb, sie versuchen ständig, ihren Lebensbereich auszuweiten, landen dann natürlich auch schon mal versehentlich auf dem Teppichboden, am Fenster, an der Schrankwand oder unterm Lampenschirm. Von vielen Menschen werden sie in ihrem eigenen Lebensbereich gnadenlos mit Giften verfolgt, als steckte der Teufel noch in der winzigsten Motte.

Das weltweit mit am häufigsten eingesetzte Toxin gegen winzige Lebewesen ist Diethyltoluamid (DEET), das im Insekt Nervenreizwege im Gehirn blockiert. Wenn es aus dem Produkt freigesetzt wird, hemmen die chemischen Substanzen auch die Übertragung von Botenstoffen im menschlichen Gehirn, so zum Beispiel von stimmungsaufhellenden Neurotransmittern wie Dopamin oder Serotonin. Weil letzteres Eiweißmolekül gleichzeitig Rohstoff für die körpereigene Synthese des Schlafhormons Melatonin aus der Zirbeldrüse ist, können Insektenvernichter auch zu massiven Schlafstörungen führen. Erst einmal aus der Spraydose fachmännisch im Raum versprüht, halten sich die Killermoleküle stundenlang in der Atemluft, haften unheilbringend an Polstern, Vorhängen, Tapeten und Möbeln an.

Nicht minder beliebt ist das Mücken- und Käfergift Deltamethrin, ein Nervengift, das sich als feiner Molekülfilm auf der Oberfläche des Insekts verteilt und das Tierchen lähmt. So mancher Nutzer beobachtet dann befriedigt, wie sich so ein kleiner Marienkäfer unter Krämpfen windet, ehe er in einem mitunter Stunden währenden Prozess stirbt. Auf welche Weise Kleinlebewesen Schmerzen empfinden, ist nicht eindeutig geklärt. Umso mehr wissen Biophysiologen und moderne Life-Science-Wissenschaftler darüber, wie sehr sich die Natur an uns Menschen, den Verursachern, rächt. Gesundheitliche Folgen und Schäden durch die Benutzung von Haushalts-Insektiziden sind beträchtlich. Besondere Vorsicht gilt während der Schwangerschaft: Die Insektengifte können über die Plazenta eindringen und den Fötus schädigen.

Als besonders verheerend wirkt sich aus, dass Insektengifte mit anderen im Haushalt verwendeten Toxinen eine Art Angriffspakt gegen die Gesundheit des Menschen schmieden. »Wer sein Zuhause über Monate oder Jahre hinweg mit Giften belastet, muss sich nicht wundern, wenn Alterungsprozesse rasch voranschreiten und die Lebenserwartung sinkt«, erklärt Dr. Clifford Shaughnessy vom Human Nutrition Research Center der Tufts University in Boston (US-Staat Massachusetts). »Die Haushaltsgifte rauben dem Raumklima den Sauerstoff, was zu Konzentrationsmangel, Müdigkeit oder chronischer Erschöpfung führen kann.«

Gift & Treibgas: Die tödliche Mischung

Was in der Werbung so verlockend an- und dargeboten wird, ist quasi der Tod in flüssiger oder anderer Form. Die versprühten oder ausgedünsteten Mengen sind so minimal, dass sie jede Mücke abtöten, den Menschen aber noch eine Weile am Leben lassen. Steigende Toxinkonzentrationen führen zwangsläufig zu Befindlichkeitsstörungen, Beschwerden und

Die Natur schlägt zurück
- Auch wir Menschen sind Lebewesen, deshalb schaden Insektengifte auch uns.
- Es kommt zu Hautreizungen, Rötungen, Entzündungen, Allergien.
- Weil Spray- und Raumgifte zwangsläufig auch eingeatmet werden, schädigen sie die empfindlichen Schleimhäute im Mund- und Rachenraum sowie die Atemwege einschließlich der Bronchien.
- Durch Schlucken gelangen Toxine in den Magen-Darm-Trakt, wo sie die basische Schleimschicht der Magenwände angreifen und das feine Epithel-Gewebe der Darmschleimhaut zerstören. Übelkeit, Erbrechen oder auch eine Gastritis können die Folgen sein.
- Fast immer leiden die Augen mit, es kommt zu Bindehautreizungen und -entzündungen und anderen Beschwerden.
- In der Arztpraxis werden die eigentlichen Ursachen oft gar nicht erkannt, stattdessen Einzelsymptome behandelt, zum Beispiel durch Magensäure bindende Mittel, Hustensaft, Schlafpillen oder Augentropfen.

schließlich zu Krankheiten. Wer ohnehin gesundheitlich vorbelastet ist, wie zum Beispiel Herz-Kreislauf-Patienten, Diabetiker, Asthmatiker etc., muss damit rechnen, dass sich sein Krankheitsbild verschlechtert. Mehr und mehr erkundigen sich naturheilkundlich arbeitende Ärzte während der Anamnese und bei der Diagnose nach einer möglichen Verwendung von Giftsprays und anderen Toxinschleudern im Haushalt, um die möglichen Ursachen der Erkrankung objektiver einzugrenzen.

Die Liste der in chemischen Milben-, Motten-, Mücken- und Pilzkillern verwendeten Gifte samt Treibmitteln ist lang:

- Propan
- Aceton
- Hexan
- Butan
- Isobutan
- Naphtha
- Cypermethrion
- Isododekan
- Xylol

Pflanzen produzieren natürliche Insektenabwehrgifte, wie zum Beispiel Alkaloide, die für das biologische Gleichgewicht und das Zusammenleben einer gesunden Flora und Kleintierfauna unerlässlich sind. Ein Beispiel: Die wunderschönen, üppigen Chrysanthemen aus der Familie der Korbblütler ziehen mit ihrer leuchtenden Farbenpracht unzählige Wespen, Mücken und andere Insekten an. Um sich gegen übermäßigen Ansturm schädlicher Tierchen zu wehren, synthetisieren sie in ihrem Zellstoffwechsel das Abwehrgift Pyrethrin, das in natürlichen Minikonzentrationen für uns Menschen völlig harmlos ist. In Insektensprays eingesetzt, wird es schon in bedeutenderen Quantitäten freigesetzt. Viele Anwender versprühen in ihrer Vernichtungswut gegenüber den kleinen Biestern viel zu große Mengen davon. Die Folge sind zwangsläufig Befindlichkeitsstörungen.

Frischesprays: Wenn Duft zum Gift wird

Sie werden auch als Zimmerdeo, Geruchskiller oder – etwas vornehmer ausgedrückt – als Home Fragrance bezeichnet und überall dort eingesetzt, wo möglicherweise andere Gifte schon für verbrauchte Atemluft gesorgt haben. Verwendet werden sie meist in Badezimmern, Toiletten oder auch in Büros. Sie verdecken nur unzulänglich Schweißgerüche oder hartnäckige Rückstands-Pheromone von Bier, Schnaps und Zigarettenqualm nach Partys. Neben Pyrethrin enthalten sie meist Isopropylalkohole, Petroleum-Destillate und Permethrin, das auch gegen Teppichkäfer und Motten eingesetzt wird und zu Hautjucken, allergischen Hautreaktionen und Haarausfall führen kann.

Beträchtliche Gesundheitsgefahren gehen von den enthaltenen Duftstoffen aus, die verführerisch nach Blüten oder frischen Früchten riechen, aber reine Chemie sind. Von den rund 4000 verwendeten Aroma-Chemikalien werden 95 Prozent aus Petroleum hergestellt. Regulierungen gibt es kaum, obwohl Raumdüfte weitaus gefährlicher sind als Tabakrauch. Viele der Substanzen sind krebserregend, speziell im gemeinsamen Zusammenwirken mit anderen Toxinen: Toluene, Ethanol, Aceton, Limonene, Benzene, Isopropanol, Amylacetat, Ethylacetat, Methylenchlorid etc. Sie führen zu Unfruchtbarkeit, Geburtsschäden, Nervenschäden, Problemen mit den Atemwegen, Asthma, Hautentzündungen, Schleimhautreizungen, Augenschmerzen und vielem mehr. Frischesprays für Innenräume wären weitaus »gesünder«, wenn sie frei von Duftstoffen wären, deren Giftbeitrag höher ist als die in dem Produkt enthaltenen löslichen Stoffe.

Giftschaum für die Teppichpflege

Beim Reinigen von Polstern, Matratzen und Teppichen soll es meist rasch gehen, mitunter wird das Reinigungsgerät nur kurzfristig ausgeliehen, dementsprechend sollen Reinigungssubstanzen hochwirksam sein, damit der Teppichboden schnell wieder wie neu aussieht und vielleicht auch noch angenehm nach frischen Limonen duftet. Hinzu kommt, dass insbesondere Textilfußböden meist stark verschmutzt sind, oft über Monate oder Jahre hinweg nur mit dem Staubsauger behandelt werden. Fett- und andere Stoffe werden tief eingetreten, Flecken lassen sich oft nur sehr schwer entfernen. Gefährdet sind Personen, die beruflich mit dem Reinigen von Textilien zu tun haben, weil viele Produkte gar nicht mit Gefahrensymbolen versehen sind.

Fettalkoholsulfate und -ethoxylate, Nitrilotriessigsäure oder Trinatriumsalze greifen aggressiv reinigend in das Gewebe ein. Chemietoxine wie Tetrachlorethylene gelten mit anderen Stoffen zusammen als Krebs oder Leukämie auslösend. Sie bilden mit den ohnehin in Polstermöbeln oder Teppichböden eingepressten Substanzen ein hochgiftiges Milieu, das für Babys und Kleinkinder bedrohlich werden kann, die darauf herumkrabbeln. Mehr als 90 Prozent der bei uns verlegten Teppichböden bestehen aus Kunstfasern wie Polyacryl, Polyamid oder Polyester, die ohnehin reich an Giftstoffen und nicht atmungsaktiv sind. Sie strotzen spätestens nach mehrjährigem Gebrauch von Reinigungsmitteln, von Flammschutz- und Imprägniermitteln, Kunstharzen und Weichmachern sowie von Motten, Mikroben und Pilzen. Verlegt werden sie mit Formaldehyd- oder PCB-haltigen Klebern, die ihre Chemietoxine ebenfalls ausdünsten. Eingebau-

Die besten Reinigungstipps
- Am vernünftigsten ist es, Synthetik-Teppiche durch solche aus natürlichen Materialien zu ersetzen, wie Sisal, Wolle, Ziegenhaar, Kokos oder Kork. Gütesiegel, zum Beispiel das IWS-Siegel des Internationalen Wollsekretariats, sind keine Garantie dafür, dass Textilien nicht chemisch behandelt sind, etwa mit Mottenfraßmitteln.
- Ein kleiner Brenntest sagt Ihnen, ob ein Teppichboden aus Natur- oder Chemiefasern besteht: ein paar Fasern aus dem Flor zupfen und anzünden. Synthetik schmilzt stinkend und hinterlässt harte Rückstände. Natürliche Fasern hingegen riechen beim Verbrennen eher leicht nach Horn und übrig bleibt nur eine feine graue Asche.
- Flecken und Schmutzränder kann man mit Gallseife, einer milden Seifenlauge oder sogar mit Mineralwasser wegbekommen. Lieber ein Feinwaschmittel in leichter Konzentration nehmen, mit einem Schwamm auftragen, einwirken lassen, mit Wasser nachbehandeln. Etwas Essig frischt Farben wieder auf.
- Ansonsten gilt: Teppiche und Polstermöbel oft lüften, damit sich Schadstoffe nicht zu sehr konzentrieren. Seifenlauge hilft gegen elektrostatische Aufladungen.

te Kompaktschaumrücken in Sofas und Sesseln verströmen unbeirrbar Tag und Nacht ihre Toxine aus Schaumbildnern, Konservierungsstoffen, hochallergischen Vulkanisiersubstanzen und Stabilisatoren. Zusammen mit den Reinigungsgiften entsteht auf diese Weise eine massive Umwelt- und Gesundheitsbelastung.

Rohrreiniger – die schlimmsten Umweltkiller

Bei ihrer Anwendung gilt die Regel: Je langsamer sie wirken, desto weniger schaden sie. Höchst gefährlich sind die Power- oder Kraftreiniger mit ihrem hochkarätigem Giftmix, der dann freilich selbst die hartnäckigsten Verklumpungen aus Kalk, Seifen, Menschenhaaren, Gemüseabfällen, Fettresten etc. durchfrisst. Insbesondere die anorganischen Abflussreiniger wirken ätzend wie Salzsäure, obwohl sie alkalisch sind, zusammen mit Wasser hochkonzentrierte Laugen bilden. Häufig eingesetzte Toxine sind Natriumhydroxid, Sulfaminsäure, Phosphorsäure, Kaliumhydroxid, Natriumhypochlorit oder Alkylpolyethylenglykolether, die sich alle wie eine Todeswalze in die Abwässer und später ins Grundwasser spülen, verheerend in die aquatische Biologie von Fischen, Wasserkleintieren oder Bakterien eingreifen.

Dementsprechend werden die Produkte fast immer mit Warn- und Pflichthinweisen versehen, also mit einem gesetzlich vorgeschriebenen Gefahrensymbol gekennzeichnet. Besonders gefährdet sind ungeduldige Zeitgenossen, die am liebsten gleich ganze Behälter des hochgiftigen Granulats oder Flüssiggifts in den Ausguss oder ins Klo kippen, weil ihnen die Reinigung zu langsam vonstatten geht. Bei diesem Vorgang nehmen sie gleichzeitig erhebliche Mengen freigesetzter Giftgase in ihren Lungen auf. Die Liste der Gefahrenhinweise bei der Verwendung von Rohrreinigern ist lang. Sie können die Ursache sein für:

- Augenverätzungen
- Hautverätzungen und -entzündungen
- Reizungen und Entzündungen des Atmungstrakts
- Reizungen und Verätzungen des Verdauungstrakts
- Reizungen und Entzündungen von Mund und Speiseröhre

Übereinstimmend verkünden die Hersteller, dass mit sparsamer Verwendung keine gesundheitlichen Risiken verbunden sind. Gleichzeitig listen sie aber vorsorglich schon mal Erste-Hilfe-Maßnahmen auf:

- Bei Atemproblemen ärztlichen Rat einholen
- Verätzte Kleidung und Schuhe sofort ausziehen
- Haut mit großen Mengen kalten Wassers abspülen
- Beschmutzte Kleidung sofort waschen
- Verätzte Augen bei gespreizten Lidern 20 Minuten lang ausspülen, Kontaktlinsen entnehmen
- Brennenden Mund oder Schlund mit Wasser ausspülen
- Beim Verschlucken kein Erbrechen auslösen

Dies klingt natürlich alles nicht gerade beruhigend, veranschaulicht zudem, auf welche Weise Reiniger aller Art unsere Welt zerstören. Umweltschützer empfehlen, grundsätzlich auf biologische Abflussreiniger umzusteigen. Sie enthalten Enzyme, die in lange anhaltenden Zersetzungsprozessen Haare, Fette, Küchenabfälle etc. abbauen. Da muss man nur ein wenig geduldig sein. Auch mit Hilfe von Saugglocken, starkem Wasserdruck aus dem Schlauch oder Luftdruckgeräten lassen sich Rohrleitungen umweltfreundlich freispülen.

Gefahrensymbole: Wichtige Infos

Das European Chemical Bureau (ECB) hat EU-einheitliche Piktogramme als auf einen Blick erkennbare Gefahrenhinweise festgelegt. Sie zeigen:

 Eine Flamme als Hinweis auf Entzündlichkeit

 Ein Explosionssymbol für explosionsgefährliche Substanzen

 Einen Totenkopf für »sehr giftig«

 Dicke übereinander gekreuzte Balken für »gesundheitsschädlich«

 Tropfen auf einer Hand für »ätzend«

 Einen abgestorbenen Baum für »umweltgefährdend«

Die dringendste Empfehlung lautet aber: Beim Einkauf erst einmal prüfen, ob eins der genannten Gefahrensymbole auf dem Etikett aufgedruckt ist.

Glas & Fenster: Sauber oder giftig?

Der Markt für chemisch-synthetische Fensterreiniger ist hochprofitabel, obwohl man die Fenster am besten noch nach Omas altbewährter Methode sauber bekommt: mit Wasser, etwas Essig und Papierküchentüchern. Beliebte Supermarkt- und Drogerieprodukte, wie Ajax, Sidolin, Mr. Proper, Fensterklar, Frosch etc., könnte man natürlich nur schwer gewinnbringend vermarkten, wenn ihr Inhalt nur aus

Wasser und ein paar Tropfen Essig bestünde. Dementsprechend sind sie reich an Chemiegiften wie Athylalkohol, Natriumcarbonat, Alkoholethoxylat, Propanol, Butoxypropanol, Propylenglykol-Monobutylether und anderen.

Aus dem vielverwendeten Propanol bilden sich Luft-Dampfgemische, die sich entzünden können. Die Dämpfe reizen Augen und Haut, können Entzündungen hervorrufen. Butoxypropanol kann zu Reizungen und Entzündungen der Schleimhäute, der Augen, Luft- und Atemwege und der Bronchien führen. Dasselbe gilt für praktisch alle anderen chemischen Ingredienzien schnell löslicher Fenster- und Glasreiniger. Oft werden Reinigungssprays mit attraktiven Duftnoten versehen, die uns Natürlichkeit vorgaukeln sollen, wie zum Beispiel das Produkt Ajax Citrofrisch, das wunderbar nach natürlicher Frische duftet, aber hochprozentige Umweltgifte enthält, wie Alkylbenzolsulfonat oder Alkylpolyethylengykol. Viele Produkte – und dazu zählen auch Reiniger für Fliesen, Kacheln, Öfen oder Grillgeräte – üben Verrat an der Natur. Sie bedienen sich der Symbole von Reinheit und Unschuld, um die Natur gleichzeitig zu zerstören.

Glatte Fußböden oft toxisch belastet
Während Teppich- und Florböden oft potente Staub- und Schmutzfänger sind, nach mehrjährigem Gebrauch wahre Wohnparadiese für Milben, Keime, Motten und Bakterien, lassen sich glatte Böden besser reinigen. Doch auch hier wird oft lieber fleißig Gift aufgetragen, als auf natürliche Weise Schmutz entfernt. Verständlicherweise sind Böden aus Vollholz, echtem Holzparkett oder Korkplatten ohnehin gesünder als die meist viel gepriesenen PVC-Böden oder Laminat-

böden aus verklebten Basisplatten mit aufgesetztem Dekor. Viele Laminat- und Fertigparkettböden dünsten Formaldehyd, Phosphorsäureester und Flammschutzmittel aus. Das Werbeattribut »schadstofffrei« bedeutet noch lange nicht, dass derlei Böden keine Toxine enthalten.

Formaldehyd wird in geringen Mengen im menschlichen Zellstoffwechsel synthetisiert und schnell wieder abgebaut. Für unser genetisch in Jahrmillionen aufgebautes Immunsystem gilt es deshalb nicht als Giftfeind Nummer 1, sondern zunächst als körpereigene Substanz. Gerade dies macht Formaldehyd so gefährlich. Ab bestimmten Konzentrationen in der Raumluft führt die Substanz zu Reizungen der Augen, Schleimhäute und Atemwege, kann Kopfschmerzen, Schwindel, Übelkeit oder Erbrechen auslösen.

Umweltbewusste Fußbodenexperten empfehlen, Parkett, Holzdielen, Kork und Linoleum nur mit natürlichen Ölen zu behandeln, zum Beispiel mit Grundieröl, Leinöl mit einer 50-Prozent-Verdünnung mit echtem Terpentin oder Zitrusöl. Dasselbe gilt übrigens auch für Holzmöbel und -wände, die mit Holzöl oder Zirbelkieferöl und mit natürlichen Wachsen behandelt werden sollten. Anstatt Giftmoleküle im ganzen Raum zu versenden, sorgen sie für einen angenehmen natürlichen Raumduft. Zum Wischen von Böden sollte man nur klares Wasser verwenden, das reicht meist, gegebenenfalls kann man dem Wasser etwas Gallseife oder Soda beigeben. Streifen von Gummi oder Ledersohlen bekommt man mit einem weichen Radiergummi weg.

Auch Wasch- und WC-Becken wollen sauber sein
Scheuermittel bestehen vorwiegend aus Stein- und Marmormehl sowie fettlösenden Tensiden, damit lassen sich hartnäckig anhaftende Verunreinigungen, zum Beispiel im Spülbecken oder der Toilettenschüssel, entfernen. Um Wettbewerbsvorteile gegenüber der Konkurrenz zu erzielen, »verbessern« Hersteller ihre Produkte, setzen zusätzliche Chemiegifte ein. So zum Beispiel der Chemie-Gigant Unilever, dessen Viss Scheuermilch mit Aktivbleiche Natriumcarbonat, Natriumlauryl, das aggressive Natriumhydroxid und eine Natriumhypochlorit-Lösung enthält. Der über Generationen hinweg unverwüstliche Dauerrenner unter den Scheuermitteln, ATA von Henkel, enthält ebenfalls Natriumcarbonat, ist außerdem reich an Benzolsulfonsäure und Alkylderivaten. Ähnliche Kombinationen finden sich in nahezu allen Beckenscheuermitteln. So ein Waschbecken glänzt dann natürlich schon mal wundervoll, während die Gifte bereits ihre ersten Todesspuren im ablaufenden Altwasser hinterlassen.

WC-Reiniger erfreuen sich zunehmender Beliebtheit, weil sie vermeintlich mit einem einzigen Handgriff, dem Auspressen von etwas Flüssigkeit, für eine blitzblanke Toilettenschüssel sorgen. Sie enthalten aber oft Ameisen- und Zitronensäure, die empfindliche Schleimhäute, Augen, die Haut und Atemwege reizt und zu Entzündungen führen kann. Dies vor allem dann, wenn die Toilette nicht über ein Fenster gut entlüftet werden kann. Manche Reiniger strotzen von Giften wie Natriumhypochlorit, Natriumhydroxid, Alkyldimethylaminoxid plus Tensiden und Bleichmitteln, deklarieren sich aber als »orangen-frisch«, tarnen also ebenfalls ihre Umweltgefährlichkeit. Manche Toilettensprays versprechen Meeresfrische, zerstören aber aquatisches Leben in den Ozeanen einschließlich der Ozeane. Gottlob gibt es auch ökologische WC-Reiniger, zum Beispiel mit dem Attribut »Tannenduft«, die mit pflanzlichen Substanzen starke Reinigungskraft entwickeln und die Umwelt nicht schädigen. Man kann Haus und Wohnung also ebenso leicht mit völlig natürlich-organischen Reinigungsmitteln blitzblank halten.

Bisphenol A: Umweltkiller und Haushaltsgift Nr. 1

In Jahrmilliarden biologischer Evolution haben sich Algen und organische Lebewesen in Speichergestein oder Erdschichten abgelagert, als Erdöl und Rohstoff für Chemieerzeugnisse wird es in gewaltigen Mengen gefördert und vergiftet allmählich unsere Erde. Pro Jahr werden ungefähr fünf Billionen Liter dieser hauptsächlich aus Kohlenwasserstoffen bestehenden Substanz gefördert. Bei der Förderung fallen Millionen Tonnen radioaktiv und anderweitig verseuchter Rückstände an, wie Radium und Polonium, aber auch Schwermetalle wie Blei, Cadmium oder Quecksilber. Fast alle wichtigen Grundchemikalien werden heute aus Rohöl gewonnen, wie zum Beispiel Toluol, Propen, Ethen, Xylol, Benzol oder Butadien, die für sich allein allesamt schadstoffhaltig sind. Die Petrochemie und weltweit operierende Chemiegiganten wie BASF, Bayer, Sunoco oder Dow Chemical erzeugen daraus Einzelprodukte, deren Toxizität sich teilweise noch potenziert.

Besonders beliebt bei Produzenten von chemisch strukturierten Haushalts- und Bedarfsgegenständen ist Bisphenol A (BPA). Das Molekül ist eine Verbindung von Disphenylmethan und anderen Derivaten, aufgrund seiner Dichte,

Löslichkeit, seines Schmelz- und Siedepunkts ein optimaler Ausgangsstoff für polymere Kunststoffe und weitere Chemietoxine wie Polysulfone, Polyester, Polycarbonate oder Epoxidharze. Was die Natur vor Milliarden Jahren in Schiefer- oder Sandgestein eingelagert hat, was Ewigkeiten lang unberührt war, landet schließlich in Form von Haushalts-, Bedarfs- oder Alltagsgegenständen in unseren Wohnungen, Kellern, Garagen oder Gärten:

- CDs und DVDs
- Farben
- Klebstoffe
- Kassenzettel aus Thermopapier
- Spielzeug
- Babyschnuller und -fläschchen
- Konservendosen
- Lebensmittelverpackungen
- Limoflaschen
- Picknick-Plastikschüsseln
- Kosmetikbehälter
- Fahrradgriffe
- Zahnbürsten
- Luftmatratzen
- Handys
- Gießkannen
- Motorradhelme
- Zeltplanen
- Milchtüten
- Computer- und Radiogehäuse
- Autoteile

- Thermosflaschen
- Mülltüten
- Und zehntausend andere Produkte aus unserer Umgebung

Aus all diesen Gegenständen kann sich der unheilbringende Stoff lösen, Erdreich, Atemluft, Flüsse, Seen und Meere belasten. Bisphenol A gehört mit einer Jahresproduktion von derzeit 4,2 Millionen Tonnen zu den am meisten produzierten Schadstoffchemikalien. Weil der Bedarf an Kunststoffgegenständen weiterhin ungebremst steigt, rechnen Experten damit, dass sich die Bisphenol A-Produktion bis zum Jahr 2020 verdoppelt, wenn nicht gar verdreifacht. Weil Bisphenol A aus Alltagsgegenständen ausdünstet, ist unser Duschwasser oder die Atemluft ebenso belastet wie Kartoffelsalat oder Mehrfruchtnektar aus Bisphenol A-verseuchten Verpackungen. Wir können uns diesem Gift nicht entziehen. Allergologen und andere Wissenschaftler an Universitätskliniken wissen längst, dass mehr als 90 Prozent aller Deutschen ständig Bisphenol A im Urin haben. Die Freisetzung des Gifts wird vor allem durch Wärme, Erhitzen, Säure oder Laugen beschleunigt. Kinder sind am meisten betroffen. Wer seine Kunststoffwaschschüsseln oder Garteneimer mit kochendem Wasser ausspült, setzt Bisphenol A mit einer bis zu hundert Mal höheren Rate frei, saugt mit jedem Atemzug Schadstoffmoleküle tief in seine Lungen.

Auf dem Weg zum Alltagsgift
- Auf der Suche nach einem Ersatzmedikament für das natürliche Östrogen entdeckten die Londoner Biochemiker Wilfried Lawson und Edward Dodds 1936 in Bisphenol A Spuren dieses Hormons. Weil Östrogen bis zu diesem Zeitpunkt aufwändig aus dem Urin schwangerer Stuten aufbereitet werden musste, schien der Weg für eine chemische Massenproduktion frei. Doch die Hoffnungen, aus Bisphenol A einen therapeutischen Segensbringer zu gewinnen, wurden enttäuscht. Denn schon bald wurden andere leistungsfähigere synthetische Östrogene auf den Markt gebracht, wie zum Beispiel Diethylstilbestrol, das freilich noch giftiger sein kann als Bisphenol A.
- Nachdem Laborwissenschaftler herausgefunden hatten, wie vielfältig sich Bisphenol A verändern und verwendet werden kann, begann auch schon gleich der Siegeszug dieser Petrochemikalie. So mancher umweltbewusste Biochemiker schlug schon vor Jahrzehnten Alarm, doch große Chemiekonzerne schlachteten nun die Erdölvorräte aus, angetrieben von einer unvorstellbaren Profitgier.
- Ausschlaggebend für den verhängnisvollen Siegeszug von Bisphenol A waren die mannigfaltigen Verwendungsmöglichkeiten. Das Chemieprodukt ist fest, steif, zäh oder geschmeidig (je nach Verwendung), extrem belastbar, es lässt sich spielend leicht verformen, einfärben, und es ist spottbillig. Ein US-Bio-Science-Wissenschaftler erklärte dazu: »Aus Bisphenol A kann man

praktisch alles herstellen, vom Reißverschluss bis zum Dachfenster. Irgendwann werden sie es schaffen, auch Lebensmittel daraus zu machen.«
- Bisphenol A wird in zwei Formen hergestellt: als Rohstoff für Epoxidharze und als Substanz mit höherem Reinheitsgrad, aus der zum Beispiel Polycarbonate entstehen.
- Polycarbonate tragen mit jährlichen Zuwachsraten von bis zu 20 Prozent zum schnellsten Wachstum im Kunststoffverbrauch bei. Laut Umweltbundesamt werden in Deutschland schon jetzt pro Jahr 410 000 Tonnen Bisphenol A produziert und verarbeitet – mit steigender Tendenz.

Wenn so ein kanarienvogelgelbes Plastikentlein im Badewasser der Kinder dahinschaukelt, sieht es richtig goldig aus, wie das Symbol natürlicher Unberührtheit, Reinheit und Unschuld. Genau aus diesem Grund hat man es ja auch im Spielzeugladen gekauft. Um der kleinen Tochter eine Freude zu bereiten, die jetzt mit dem Entlein plätschert. Während man selbst gerührt und entzückt zuguckt. Wie soll man auf die Idee kommen, dass dieses hübsche Badewannentierchen gleichzeitig Inbegriff für den Niedergang unserer wunderschönen Erde ist? Symbol für alles Chemiegift dieser Welt? Während das Entlein lieblich im Wasser herumkreist, lauern seine Schadstoffe aggressiv auf den Kontakt mit dem badenden Kind: Hautkontakt, Atemluft, Toxine, die, durch Wasser und Wärme freigesetzt, Schleimhäute reizen, ins Blut gelangen, Zerstörungswerke in den Körperzellen vorbereiten.

> **Gefahrenwerte**
> - EU-Zulassungs- und Kontrollbehörden haben für BPA den sogenannten TDI-Wert festgeschrieben, der diejenige Menge definiert, die ein Mensch ein Leben lang täglich ohne gesundheitliche Schäden aufnehmen kann. Das Kürzel TDI bedeutet Tolerable Daily Intake, also noch verträgliche tägliche Aufnahme.
> - Für BPA liegt der TDI-Wert bei 0,05 Milligramm pro Kilogramm Körpergewicht. Ein 60 Kilo schwerer Mensch verkraftet demnach noch 3 Milligramm der Substanz.
> - Babyfläschchen und ähnliche Produkte dürfen nur Konzentrationen von BPA abgeben, die unter dem TDI-Wert liegen. Unsere amtliche Lebensmittelüberwachung führt Stichproben aus, bislang konnten im Inhalt haushaltsüblich erwärmter Babyfläschchen keine unerlaubt hohen Abgabewerte von BPA ermittelt werden. Aus diesem Grund hat das Bundesinstitut für Risikobewertung auch kein Verbot dieser Fläschchen erlassen.

BPA wird chemisch durch Kondensation von zwei Teilen Phenol und einem Teil Aceton hergestellt, das kommerziell vertriebene Produkt enthält bis zu 16 verschiedene Verunreinigungen mit Phenolstruktur, nicht zu rechnen all die anderen Chemietoxine, die zusätzlich in Telefontastaturen, der Innenverkleidung von Milchtüten, Schraubgehäusen von Glühbirnen, Filzstiften oder Blumentöpfen stecken. Mit Bisphenol A lässt sich freilich noch kein Plastikbottich, kein

Kunststoffbecher herstellen, deshalb wird die Substanz polymerisiert, also zu lang- und verzweigtkettigen Großmolekülen aufgebaut, wie zum Beispiel Polycarbonaten oder Kunstharzen. Mit denen lässt sich dann trefflich arbeiten. Welch glücklicher Zufall für die kunststoffverarbeitende Industrie: Bisphenol A eignet sich auch gleich noch als Stabilisator und Farbentwicklungskomponente, außerdem gibt es das Chemieprodukt quasi zu Spottpreisen. Kein Wunder, wenn so mancher Spielzeugproduzent von Holz als Rohstoff auf das Erdöl-Toxin aus tiefen Gesteinsschichten umsteigt, wo es ja ohnehin nur seit Jahrmillionen unnütz vor sich hin fault.

Epoxidharze & Polycarbonate
Diese beiden Stoffe eignen sich aufgrund ihrer Beschaffenheit für unterschiedliche Endprodukte bzw. deren Bestandteile:

Polycarbonat-Kunststoffe
- Autoteile, zum Beispiel durchsichtige Kunststoffteile
- Gehäuse aller Art, für Wasserkocher, Drucker, PCs, Telefone, Radios, Küchenmaschinen etc.
- Kunstglas
- Elektrostecker und -schalter
- Flaschen und andere Behälter
- Brillengläser und –gestelle
- Plastikgeschirr, -besteck oder -becher
- Getränke- und Konservendosen
- Fahrrad- und Motorradhelme
- Abwasserbehälter und –rohre

Epoxidharze
- Bodenbeläge
- Beschichtungen, Lacke
- Verbundwerkstoffe, zum Beispiel für Autoteile, Sportgeräte wie Tennisschläger, Ski oder Surfbretter
- Klebstoffe
- Kleb-, Lack- und Gießharze
- Tapeten
- Schrankflächen

Epoxidharze sind zunächst flüssig, wenn man aber die ebenfalls toxinreichen Härter hinzugibt, werden aus ihnen – je nach Beigabe – flexible, harte und chemikalienbeständige Polymere. Je nach Bedarf lassen sich diese Harze sehr leicht modifizieren, deshalb sind sie bei Herstellern so beliebt. So hemmt die Petrochemiesubstanz Alterungsprozesse in weichen Polyvinylchlorid-Produkten, wie zum Beispiel in Kabeln oder Autoreifen. In Bremsflüssigkeiten verlängert es als Stabilisator Haltbarkeit und Lebensdauer. Die findigen Chemietüftler in ihren Industrielabors beschäftigen sich gern und ständig mit Bisphenol A auf der Suche nach weiteren Verwendungsmöglichkeiten.

Wenn aus Bisphenol A in langen Molekülketten Polycarbonat und Epoxidharz entsteht, wird es in sich formenden Polymeren fest gebunden. Diese Makromoleküle sind jedoch künstlich erzeugt, es gibt sie in der Natur nicht, deshalb haben Bisphenol A und andere in diesen Molekülen eingebundene Schadstoffe das Bestreben sich zu lösen, sich aus dem Zwang künstlicher Molekülbindungen zu befreien. Darin besteht das Hauptproblem im Umgang mit diesen Chemiesubstanzen, eine unablässige Ausdünstung und Freisetzung gefährlicher, gesundheitsschädlicher Gifte.

Häufig wird bei Produktionsprozessen nicht das sämtliche eingesetzte Bisphenol A umgewandelt, dann lösen sich die freien Bisphenol A-Krümel sofort in der Luft oder im Wasser auf. Dies geschieht zum Beispiel bei der Herstellung von Thermopapier für Registrierkassen oder von PVC-Produkten wie Rohre, Kabel, Fußböden, Kühlschrankdichtungen, im Möbel- oder Fensterbau, bei der Produktion von Folien, Disketten, Kunstleder, Koffer und Taschen, Verpackungen, Schuhen, Textilien und vielem mehr. Die dünsten dann erst einmal ihre eigenen hochgiftigen Stoffe aus, gleichzeitig aber auch freigesetztes Bisphenol A, was die Atemluft nicht gesünder macht. Der Anteil von Bisphenol A in so einem Kassenzettel an der Tankstelle ist zwar äußerst niedrig, liegt gerade mal bei einem Prozent, in Kabeln bei weniger als einem halben Prozent. Doch in der Summe aller jeweils enthaltenen toxischen Verbindungen leistet Bisphenol A einen potenten Beitrag, so zum Beispiel auch in Schwimmhilfen, Gartenschläuchen, Nagellack oder Versiegelungs-Kompositen, die Zahnärzte für Füllungen verwenden. Diese Füllungen bestehen aus Bisphenol A-Dimethacrylat oder Bisphenol A-Glycidylmethacrylat und sind ein schönes Beispiel für die Bandbreite in der Verwertbarkeit dieses Giftes. Wer diese Toxine im Gebiss mit sich herumträgt, darf davon ausgehen, dass sich ständig gesundheitsschädliche Moleküle heimlich aus dem Füllungsmaterial heraustehlen, als toxische Dauereinwirkung auf den Organismus.

Hormonstörungen durch BPA

Die Plastikindustrie beteuert zwar unablässig, Bisphenol A sei harmlos (lesen Sie dazu bitte den nachfolgenden Artikel), Mediziner aber wissen es besser. Nach neuesten Erkenntnissen hat BPA einen dem Östrogen ähnlichen Effekt, der das natürliche körpereigene Hormonsystem stört und entgleisen lässt. Männer, die über längere oder lange Zeit dem Umweltgift ausgesetzt sind, riskieren Prostatakrebs, eine verringerte Spermienzahl und Unfruchtbarkeit, bei Frauen sind es Brustkrebs und Gebärmutterwucherungen. Frauen, die an Endometriose, an Wucherungen der Gebärmutterschleimhaut, leiden, weisen erhöhte BPA-Konzentrationen in Blut und Gewebe auf. Hormonelle Störungen können außerdem das embryonale Wachstum beeinflussen und die Entwicklung des heranwachsenden Fetus stören. Die Ursache: BPA und andere hormonspezifische Toxine besetzen dieselben Rezeptoren an Körperzellen wie natürliche Östrogene, sie können demnach natürliche Hormonmoleküle verdrängen.

Bisphenol A kann auf diese Weise die Wirkung weiblicher Sexualhormone erhöhen, gleichzeitig die Rezeptoraufnahme männlicher Sexualhormone und auch von Schilddrüsenhormonen hemmen. In spezifischen Rezeptormechanismen kann BPA ebenso stark wirken wie natürliche weibliche Sexualhormone und gonadale (geschlechts- und fortpflanzungsspezifische) hormonelle Regelkreise entgleisen lassen. Biomediziner leiten aus diesen Erkenntnissen eine mögliche Ursache für die zunehmende Häufigkeit von Brustkrebs bei Frauen ab. Im Darm wird BPA zwar rasch zu Bisphenol A-Glucuronid oder Bisphenol A-Sulfat abgebaut, kann in Plazenta oder Hoden aber wieder als hochwirksames Bis-

Unsere tägliche Dosis BPA
- Weil wir Bisphenol A-haltige Gegenstände von früh bis spät berühren oder anderweitig mit ihnen Kontakt haben, nimmt praktisch jeder Mensch jeden Tag diesen Stoff auf. Wissenschaftler schätzen die durchschnittliche tägliche Belastung auf zwischen 0,03 bis 0,07 Mikrogramm (Millionstel Gramm) pro Tag und pro Kilogramm Körpergewicht.
- Einzelne Untersuchungen deuten darauf hin, dass die Aufnahme wesentlich höher liegen kann, bei Personen, die berufsbedingt damit zu tun haben, bei bis zu 70 Mikrogramm pro Tag und Kilo Körpergewicht.
- Ermittelte Werte für flaschenernährte Säuglinge sind besorgniserregend: 0,8 Mikrogramm Bisphenol A pro Tag und Kilo Körpergewicht. Ermittelte Konzentrationen bei Babys, Kleinkindern und Kindern muss man in ihrer Toxizität multiplizieren, weil sich die Gifte bei den kleinen Betroffenen auf weniger Körpergewebe und Blut verteilen, Leber und andere Organe demnach weitaus höher belasten.
- Aufgerüttelt durch derlei bestürzende Studienergebnisse hat Dänemark im März 2010 ein vorläufiges Verbot für den Vertrieb von Gegenständen erlassen, die Bisphenol A in hohen Konzentrationen freisetzen können, außerdem für Bisphenol A-haltige Kinderbecher, Kinderflaschen oder Verpackungen, die typischerweise Lebensmittel oder Snacks für Kinder enthalten. Im selben Monat hat Frankreich eine Gesetzesvorlage für das Verbot von Trinkflaschen auf Basis von Bisphenol

> A gebilligt. In etlichen US-Staaten, wie Kalifornien, Connecticut, Michigan, Minnesota sowie in Kanada sind Bisphenol A-haltige Babyfläschchen schon seit längerem verboten.

phenol A freigesetzt werden. Männer, die in BPA-verarbeitenden Betrieben arbeiten, leiden häufiger an Potenz- und Ejakulationsproblemen. Töchter von Müttern, die während ihrer Schwangerschaft erhöhten Kontakt mit BPA hatten, wiesen laut einer Studie ein erhöhtes Aggressionsverhalten auf als Altersgenossinnen.

Auch die Tierwelt leidet

Nicht nur wir Menschen, sondern auch Pflanzen und Tiere sind vom BPA-Giftmix betroffen. Die US-Umweltbehörde EPA hat Studien veröffentlicht, die belegen, dass BPA auch in Vögeln, Fröschen oder Fischen an Östrogen-Rezeptoren andockt, zu Verweiblichungen, Fehlbildungen, auch zu Fehlbildungen der Fortpflanzungsorgane und einer Verminderung der Spermienproduktion führt. Selbst niedrigere Lebewesen, wie Insekten, Schnecken oder Krebstiere, reagieren auf den Kontakt mit dem Petroschadstoff mit massiven hormonellen Störungen, etwa einer Verschiebung des Schlupfzeitpunkts oder der Eiproduktion.

Über 100 Studien an Nagern wie Ratten und Mäusen deuten darauf hin, dass BPA das Lernvermögen und Hirnstrukturen negativ beeinflussen kann, dies insbesondere bei den Nachkommen der primär betroffenen Generation. Gefährdet sind auch niedrige Bodenorganismen wie Springschwänze,

Regenwürmer, Nesseltiere, Schwämme sowie Wasserpflanzen und Algen. Insgesamt gehen Biowissenschaftler davon aus, dass die gesamte aquatische Fauna und Flora BPA-verseucht ist, nicht nur in Ufer- und Küstenzonen, sondern auch in Ozeanen und dies bis in gehörige Wassertiefen hinab.

Die Argumente der internationalen Giftlobby

Bisphenol A wird von Chemiegiganten wie Dow Chemical, Bayer, Nan Ya (Taiwan), Hexion, Mitsubishi Chemicals, Mitsui oder Sunoco in gewaltigen Gesamtmengen von jährlich mehr als sechs Millionen Tonnen hergestellt. Da wird schon klar, dass die Petrochemikalie offenbar beträchtliche Gewinne einfahren kann. Weil aber nun immer bekannter wird, wie giftig BPA ist und auf welche dramatische Weise das Toxin unsere Umwelt tötet und unsere Gesundheit gefährdet, sieht sich die internationale Lobby der Bisphenol A-Hersteller genötigt, uns weiszumachen, dass der Plastikrohstoff gar nicht so bedenklich, sondern vielleicht eher nützlich für uns ist. Dementsprechend ist die Liste besänftigender und tröstender Hinweise der Association of Plastics Manufacturers in Europe, dem Europäischen Plastikherstellerverband, lang:

- BPA wird in Wasserkläranlagen rasch und bis zu Werten von 92 bis 98 Prozent abgebaut.
- Die Halbwertzeit in Oberflächenwasser beträgt lediglich 2,5 bis 4 Tage.
- In zahlreichen Wasserproben in Japan und Westeuropa wurde kein Bisphenol A entdeckt.
- Giftproben aus einer Anzahl von Frischwasser- und Salzwasseralgen, wirbellosen Kleintieren sowie Fischen lassen

den Schluss zu, dass BPA nur gemäßigt toxisch auf aquatisches Leben einwirkt.
- Biokonzentrations- und Stoffwechselstudien zeigen, dass BPA kein signifikantes Anreicherungs-Potenzial besitzt.
- Bei der Verarbeitung von BPA kommen nur wenige Mitarbeiter eines Betriebs mit der Substanz in Kontakt. Sie können sich bei Beachtung der Warnhinweise gegen mögliche Vergiftungen schützen.
- BPA ist im Allgemeinen kein gesundheitsgefährdendes Material. Es bleibt bei Zimmertemperaturen fest und solide, dampft oder dünstet nur minimal aus.
- Eine kurze, einzelne Freisetzung von BPA verursacht keine Hautreizungen. Auch bei einzelner oraler Aufnahme ist die Giftgefährdung niedrig bis moderat.

Der Plastik-Lobbyverband kommt freilich nicht umhin, mit entsprechenden Warnhinweisen auch Gefahren zu nennen:

- Bisphenol A möglichst nicht bei erhöhten Temperaturen verarbeiten.
- Staub und Ausdünstungen können zu Reizungen der Atemwege führen.
- Bei Atemproblemen sollte die betroffene Person an die frische Luft verbracht werden.
- Bei Augenreizungen durch BPA die Augen sofort 15 Minuten lang unter fließendem Wasser ausspülen. Ein Arzt sollte konsultiert werden.
- Bei allergischen Hautreaktionen durch BPA die betroffenen Bereiche unter fließendem Wasser abspülen, danach mit Seife und Wasser reinigen.

- Bei erhöhten Temperaturen baut sich Bisphenol A langsam zu kritischen Substanzen wie Phenol und Isopropenylphenol ab.

Weichmacher: Der allgegenwärtige Schadstoff

Während Bisphenol A vorzugsweise als Rohstoff für harte Plastikerzeugnisse dient, werden Phthalate für die Herstellung weicher Materialien verwendet. In Westeuropa werden pro Jahr mehr als eine Million Tonnen Phthalate hergestellt, über 90 Prozent davon werden für die Herstellung von Weich-PVC gebraucht. Es gibt eine Reihe unterschiedlicher Phthalate, die unterschiedliche Verwendung finden. Gemeinsam ist ihnen, dass sie in Weich-Polyvinylchlorid, zum Beispiel in Einkaufstüten, Folien, Bodenbelägen, Verpackungsmaterial, Lamellen etc., chemisch nicht fest gebunden sind, sie dünsten aus, werden durch Abrieb freigesetzt oder ausgewaschen. Weil Phthalate allgegenwärtig sind, können wir ihnen nicht oder kaum entrinnen, wir nehmen sie über die Atemluft ebenso auf wie über die Nahrung. Nicht anders als bei Bisphenol A haben fast alle Menschen Abbauprodukte von Phthalaten im Urin und auch im Blut.

Besonders beliebt bei Kunststoffverarbeitern und deshalb auch am häufigsten eingesetzt sind fünf Phthalate:

- DIDP (Di-isodecyl-phthalat): Steckt in PVC-Produkten, außerdem bevorzugt in Gummiartikeln, Klebstoffen, Farben, Lacken, Dichtungsmitteln. Kann zu Leberschäden führen, ist deshalb in Spielzeug und Babyartikeln verboten bzw. in allen Produkten, die Kleinkinder in den Mund nehmen könnten. DIDP gilt zwar als leicht abbaubar, Life-

Science-Wissenschaftler weisen aber auf die Langlebigkeit hin. Möglicherweise reichert sich dieses Phthalat massiv an, in Muscheln wurde eine 4000-fache Konzentration ermittelt.

- DINP (Di-isononyl-phthalat): Ist mit DIDP verwandt, Untersuchungen des Umweltbundesamtes und des Instituts für Arbeit-, Sozial- und Umweltmedizin in Erlangen verstärken den Verdacht, dass die Konzentrationen von DINP im Urin der Bevölkerung seit 1988 ununterbrochen ansteigen.
- DEHP (Di(2-ethylhexyl)-phthalat): Wird zu 97 Prozent als Weichmacher für PVC eingesetzt, dabei beträgt der Gewichtsanteil an PVC-Produkten etwa 30 Prozent. Da gesellt sich also ein potentes Umweltgift zum anderen. Kann unter Umständen endokrinologische Regelkreise für Fruchtbarkeit und Fortpflanzung beeinflussen sowie die Nieren schädigen. Ist im Prinzip leicht abbaubar, entzieht sich aber auch der Zersetzung durch Ablagerungen im Sediment, etwa von Meeresböden. Weil es sich in hohen Konzentrationen anreichern kann, erfüllt das Chemieprodukt das Kriterium »toxisch«.
- DBP (Dibutylphthalat): Wird gerne für die Herstellung von Farben, Lacken, Dispersionen und Klebstoffen, wie zum Beispiel Teppich- oder Tapetenkleber verwendet. Gilt als umweltgefährlich und sehr giftig für Wasserorganismen, schädigt auch Pflanzen über toxische Luftübertragungswege. Kann zu Haut- und Schleimhautreizungen und -entzündungen führen, möglicherweise auch Feten im Mutterleib schädigen und die Fortpflanzungsfähigkeit beeinträchtigen.

- BBP (Benzylbutylphthalat): Anschauungsprodukt dafür, was findige Laborchemiker austüfteln, wenn sie erst einmal so einen vielverwendbaren Rohstoff wie die Phthalate als Spielmaterial zur Verfügung haben. BBP wirkt stark aquatoxisch, zerstört in Bächen, Flüssen, Seen und Meeren Leben, verharrt dabei auch noch hartnäckig und nur begrenzt abbaubar im Wasser, lauert als einer der tückischsten Feinde der Natur auch im Grundwasser. BBP wird gerne und viel in Lacken, Farben und Klebern verwendet, vor allem auch in allen Acryl- und Polyurethan-Produkten, wie zum Beispiel Fugenmassen, Füllungen, Dichtungen, Weichschaum, Schuhsohlen, Schläuchen, Autositzen, LKW-Planen, Kondomen etc.

Baumärkte: Paradies für Phthalate

Hagebaumarkt, Obi, Hornbach oder Praktiker – ein Rundgang durch die Hallen unserer großen Baumärkte liefert ausreichend Anschauungsunterricht dafür, woher die meisten Alltagsgifte stammen. Baumärkte sind so etwas wie die kommerzielle Heimat der Umwelttoxine, aus ihren Regalen und Stapelplätzen stammen die meisten Weichmacherprodukte und andere Luft- und Wasserkiller. Während sich Holz, Metall oder steife Bisphenol A-Gegenstände nicht verbiegen lassen, sorgen Phthalate für Biegsamkeit und Dehnbarkeit, also für andere Anwendungsmöglichkeiten. Praktisch alle erhältlichen Gartenschläuche, Verbindungskabel, Plastikleisten, flexible Fußbodenbeläge, Abdeckfolien, Plastikfußmatten, Duschböden, Lamellen oder durchsichtige Vorhänge enthalten Phthalate, Bisphenol A oder beides zusammen.

Was sich in den Großhallen der Baumärkte ausbreitet,

dünstet daheim in Hobbykellern oder Garagen dann privat aus. Nach der Bauindustrie folgt die Elektro- und Kabelindustrie als bedeutender Verwerter von Weich-PVC, gefolgt vom Automobilbau und von Herstellern von Sport- und Freizeitartikeln wie Trampolinbahnen, Schlauchbooten, Bällen, Schwimmkissen oder -flügeln, Tennisplatzlinierungen, Griffen an Sportgeräten, Landematten für Turnhallen, Markierungskegeln oder Tornetzen. Das Dilemma: Die Freisetzung von Phthalaten aus Weich-PVC lässt sich, wie erwähnt, nicht verhindern. Das Umweltbundesamt setzt sich deshalb dafür ein, auf weichmacherfreie Kunststoffe wie Polyethylen oder Polypropylen umzusteigen. Eine Flucht aus dem Gift bedeutet dies freilich noch lange nicht. Polyethylen (PE) ist eine der am häufigsten eingesetzten Alltagschemikalien, steckt in Gefrierbeuteln, Wäschekörben, Getränkekästen, Mülltonnen und vor allem in fast allen der rund zehn Milliarden Einkaufstüten, die bei uns pro Jahr über die Ladentische gehen und die meist erst nach 100 Jahren allmählich anfangen zu verrotten.

Wegen der dramatischen Zunahme der Umweltbelastung durch diese Chemiesubstanzen appelliert das Umweltbundesamt an die Industrien, Kunststoffe zu entwickeln und zu verwenden, die auch ohne Zugabe von Weichmachern elastisch sind. Auch die Kennzeichnungspflicht sollte auf freiwilliger Basis verstärkt werden. Erfreulicherweise versehen bereits jetzt viele Hersteller ihre Produkte mit Chiffren, aus denen Konsumenten entnehmen können, um welche Art von Kunstsoff es sich handelt:

- PET / 1: Polyethylenterephthalat
- HDPE / 2: Polyethylen hoher Dichte
- PVC / 3: Polyvinylchlorid
- LDPE / 4: Polyethylen niedriger Dichte
- PP /5: Polypropylen
- PS / 6: Polystyrol

Für alle anderen Plastikerzeugnisse gelten identische Abkürzungen nach der Norm DIN ISO 11469. Die Kennzeichnung ist meist in einem Symbol aus drei gebogenen Pfeilen eingebettet. Wenn Kunststoffprodukte keine Kennzeichnung aufweisen, sollte man beim entsprechenden Händler nachfragen.

Weichmacher ohne Phthalat-Anteile machen knapp 10 Prozent entsprechender Produkte aus. Sie sind zwar alles andere als toxinfrei, belasten aber die Umwelt weniger. Dazu zählen Ester (Reaktionsprodukte) der Adipinsäure, Citrate, bestimmte Phosphate und andere chemische Verbindungen. Ein neues Chemieprodukt ist der von BASF produzierte Weichmacher DINCH, der viel bei der Herstellung von Kinderspielzeug und Medizinprodukten (zum Beispiel für Blutbeutel) Verwendung findet, außerdem für hauchdünne Stretch- oder Schrumpffolien von Lebensmittelverpackungen, und der sich durch hohe Reißfestigkeit und Flexibilität auszeichnet. Weil auch diese Stoffe aus Kunststoffprodukten freigesetzt werden, gilt der Ehrgeiz der Entwicklung von elastischen, werkstofflichen Alternativen, die ganz ohne Weichmacher auskommen.

Mit dem neuen Chemikalienrecht REACH machen EU-Zulassungsbehörden jetzt Druck auf Giftproduzenten. Der Einsatz von Stoffen mit besorgniserregenden Eigenschaften, also von Fremdstoffen, die Krebs erzeugen, Mutationen in Genen auslösen oder hormonelle Fortpflanzungsmechanismen beeinflussen, also reproduktionstoxisch wirken, muss in Zukunft vermieden werden. Dasselbe gilt grundsätzlich für Substanzen, die sich in hohem Maße in Wasser, Pflanzen, Tieren etc. unwiderruflich anreichern. Sie sind auf jeden Fall künftig zulassungspflichtig. Die Phthalate DEHP, BBP und DBP werden als reproduktionstoxisch eingestuft. Sie sind zwar erlaubt, es muss jedoch dafür Sorge getragen werden, dass sie nicht in die Umwelt gelangen.

Gefahren für Kinder

Immer wieder kommt es zu schweren Vergiftungsfällen, wenn Kinder Spülmittel schlucken, im Glauben, es handele sich um Limonade. Die Werbebotschaft auf dem Etikett in Form einer Zitrone oder einer anderen Frucht ist zwar verboten. Die Verführung findet aber jetzt über die Duftstoffe statt. Die Produkte riechen nach »Apfelfrisch«, »Citrus« oder »Limone«. Babys und Kleinkinder reagieren zunächst auf die hübschen Farben Gelb, Orange oder Grün in Spülmitteln, danach auf verlockende Duftkomponenten. Die stecken nicht nur in Spülmitteln, sondern auch in Allzweckreinigern und anderen Produkten für die Haushaltshygiene. Die beliebtesten Duftstoffe in Spülmitteln stammen aus den Schalen von Zitrusfrüchten.

Haushaltsreinigungsmittel müssen unbedingt unter Verschluss gehalten und vor dem Zugriff von Kindern geschützt werden. Sie dürfen nicht umgefüllt werden, weil sonst die

Gefahren meiden
- Laut Umweltbundesamt gibt es Alternativen für Phthalate als Weichmacher. Für Normalkonsumenten und im Haushalt Belastete eine hoffnungsvolle Prognose, denn als besonders bedrohlich für unsere Gesundheit und die unserer Kinder gelten der Kontakt mit Lebensmitteln (beispielsweise durch Verpackungen, Plastikschüsseln), mit der Haut (durch allergene Reize) und mit belasteter Atemluft (da sorgen giftige Ausdünstungen besonders für Schleimhautprobleme aller Art).
- Im Jahresdurchschnitt verbringen Mitteleuropäer bis zu 90 Prozent ihrer Zeit in Innenräumen, die fast immer großflächig weichmacherbelastet sind. Erste Aufgabe muss es deshalb sein, phthalatehaltige oder andere toxisch angereicherte Produkte möglichst zu meiden.
- Bodenbeläge aus Naturmaterialien wie Holz, Kork, Sisal, Kokos, Fliesen, Kacheln etc. sind schadstofffrei. Sie enthalten, wenn sie das Gütesiegel »Blauer Engel« tragen, keine Weichmacher.
- Ähnliches gilt für Sitzmöbel, die müssen nicht unbedingt aus Kunstleder bestehen, die aus jedem Zentimeter Sitzfläche unablässig Toxine ausdünsten. Dasselbe gilt für Schränke und Regale, Duschvorhänge, Tapeten, Lampen, Wandfarben, Rollläden, Markisen, Wandverkleidungen etc. Tipp: im Fachhandel nach Produkten aus natürlichen Materialien fragen.
- Wer Fenster, Kindermöbel, Zimmerwände oder Blumen-

> töpfe streichen oder lackieren möchte, muss besonders darauf achten, dass in den Farb- oder Lackdosen aus dem Baumarkt keine flüchtigen, schnelllöslichen Schadstoffe stecken, die schon beim Öffnen des Deckels Billionen Toxin-Moleküle freisetzen.
> - Verpackungen von Supermarktlebensmitteln enthalten neben Ess- oder Trinkbarem auch stets reichlich Gifte, zum Beispiel in den allgegenwärtigen PET-Flaschen (aus Polyethylenterephthalat), die ohnehin nicht ganz gasdicht sind, ihre Toxine also auch in geschlossenem Zustand verströmen. Phthalate stecken auch in Folien, Tuben sowie Innenbeschichtungen von Konserven-, Getränke- oder anderen Dosen. Gesundheitsgefährdend sind vor allem Verpackungen fetthaltiger Lebensmittel, wie Aufschnitt, Mett- oder Leberwurst, Fleisch- oder Wurstsalat, Grillwaren fürs Barbecue, Fleischklöße, Schnittkäse etc., weil Fettsäuren intensiver mit Phthalaten, Bisphenol A und anderen Umweltgiften reagieren.

Gefahr besteht, dass ihr Inhalt später nicht mehr eindeutig erkannt wird. Nach Möglichkeit sollte man chemisch-synthetische Reinigungsmittel durch natürliche oder ökologisch unbedenklichere ersetzen. So kann man zum Beispiel Kalk oder Kalkflecken durch Essig entfernen. Der Geschirrspüler sollte aus Sparsamkeitsgründen möglichst selten betätigt werden, also immer erst dann, wenn er aufgefüllt ist. Bitte beachten Sie auch die Hinweise »Nützliche Adressen« am Ende dieses Buches.

Notfallmedizin gibt Tipps
- Vergiftungen entstehen häufig durch schaumbildende Inhaltsstoffe, mit Reizwirkung auf Speiseröhre und Magen und der Folge, dass erbrochen wird. Das Erbrochene kann schäumend sein, das betroffene Kind kann sich daran verschlucken, es besteht auch Erstickungsgefahr.
- Als Erste Hilfe müssen sofort Reste des Mittels aus dem Mundraum entfernt werden. Augen sollen mit viel kaltem oder lauwarmem Wasser ausgespült werden.
- Das Kind darf nur wenig trinken, etwas Tee, Wasser oder Saft.
- Auf keinen Fall Erbrechen auslösen.
- Wenn das Kind heftig hustet oder unter Bauchschmerzen leidet, muss ein Arzt oder eine Ärztin konsultiert werden.

Giftfrei leben:
Die gesunden Alternativen

Die anhaltende Gefährdung durch Schadstoffe in unserer Umwelt vollzieht sich nicht in akuten Vergiftungsfällen, sondern im beständigen Einwirken von Toxinen aus der Atemluft, dem Wasser, den Lebensmitteln, die wir konsumieren, den Gegenständen, die wir berühren. Entscheidend ist, wie lange man jeweils den schädlichen Substanzen ausgesetzt ist, selbst wenn diese in relativ niedrigen Konzentrationen austreten. Manchmal treten Beschwerden rasch auf, dann aber auch wieder erst nach einer längeren Latenzzeit, möglicherweise von Monaten oder Jahren. Es kann durchaus sein, dass eine Familie nach mehreren Jahren ohne Symptome aus einer schadstoffverseuchten Wohnung auszieht, dass es aber irgendwann, im neuen Zuhause, zu ersten Befindlichkeitsstörungen kommt, als Folge lange zurückliegender toxischer Einwirkungen.

Organe in unserem Körper tragen zur Entgiftung bei: Leber, Nieren und Lungen. Sie bauen Schadstoffe zu weniger bedrohlichen Substanzen ab, die anschließend aus dem Körper ausgeschieden werden. Bei diesen Mechanismen wirkt das Immunsystem tatkräftig mit. Wenn jedoch Schadstoffeinwirkungen so hoch sind, dass unser Abwehrsystem sie nicht mehr bewältigen kann, reichern sich Toxine im Körper an. Irgendwann kommt es dann zu Entzündungen, Beschwerden oder ernsthaften Erkrankungen. Dem kann man vorbeugen, indem man Schadstoffe möglichst aus seiner

Umwelt verbannt, für gesunde Raumluft sorgt und beim Einkauf von Lebensmitteln die Augen offen hält.

Lebensmittel

Wer sich mit gesunden, naturbelassenen Lebensmitteln ernährt, wird davon nicht krank. Anders verhält es sich mit schadstoffbelasteten Nahrungsmitteln, die mit dazu beitragen, dass es in Deutschland rund 10 Millionen Allergiker gibt, bzw. Frauen, Männer und Kinder, die zeitweise allergische Symptome aufweisen – kein Wunder bei den allgegenwärtigen Giftkonzentrationen, speziell auch jener in unseren Lebensmitteln und deren Verpackungen. Inzwischen kann man davon ausgehen, dass nahezu jeder Deutsche Allergiker ist (wenn auch lediglich mit noch nicht nennenswerten Symptomen), als unumgängliche Folge des Kontakts mit schadstoffbelasteten Gegenständen oder Lebensmitteln, Wasser oder Luft. Ein erheblicher Teil der in Arztpraxen behandelten Befindlichkeitsstörungen wird von allergenen Bestandteilen in Lebensmitteln beeinflusst.

Das Bundesministerium für Ernährung, Landwirtschaft und Verbraucherschutz (BMELV) gibt Tipps für den Einkauf:

- Lebensmittel stets sorgfältig auswählen, sie sollten also nicht im Eilverfahren aus Regalen oder Tiefkühltruhen genommen und in den Einkaufswagen gelegt werden.
- Stets möglichst nur frische, naturbelassene Ware kaufen.
- Biolebensmittel enthalten weniger Zusatzstoffe und Rückstände, sind dafür reicher an Vitaminen, Spurenelemen-

ten und anderen Nährstoffen und schmecken außerdem besser.
- Auf den Kauf verpackter Lebensmittel möglichst verzichten.
- Bei abgepackter Ware unbedingt das Zutatenverzeichnis studieren (lesen Sie dazu bitte die nachfolgenden Infos).
- Möglichst nur Lebensmittel mit wenigen Zutaten aussuchen, da stecken meist weniger Fremdstoffe drin.
- Auch den Einkauf zusammengesetzter Lebensmittel sollte man minimieren. Dies gilt zum Beispiel für Fertig- oder Mikrowellengerichte, Fleischsalat oder Pizza.

Seit November 2005 müssen auf Lebensmittelverpackungen Zutaten deklariert werden, die Unverträglichkeitsreaktionen auslösen können. Dazu zählen:

- Glutenhaltiges Getreide, zum Beispiel Weizen
- Eier
- Fisch
- Krebstiere
- Erdnüsse, Mandeln, Haselnüsse
- Soja
- Milch
- Sellerie
- Senf
- Sesamsamen

Im Prinzip sind diese Lebensmittel nicht unbedingt bzw. in jedem Fall allergen, viele von ihnen – wie zum Beispiel Nüsse oder Samen, Eier und Krebstiere – reichern aber in besonderem Maße Allergieauslöser wie Pilze, Milben, Bakterien, Konservierungsstoffe, Pestizide und andere chemische Fremdsubstanzen an, ganz einfach als Folge der Umweltbelastung im Grundwasser oder in der Luft. Auf diese Weise werden ursprünglich gesunde Lebensmittel unverträglich.

Sichere Lebensmittel
Schädliche Rückstände von Pflanzenschutzmitteln in Lebensmitteln sind bei uns verboten, dies entspricht der Maxime unserer Gesundheitsbehörden, dass sämtliche in Deutschland verkaufte Lebensmittel sicher sein müssen, auch jene, die aus Importen stammen. In europaweit abgestimmten Sicherungssystemen sorgt das BMLEV laufend für Neubewertungen sowie für Vorschriften und Verordnungen, die an neue Erkenntnisse angepasst werden. Für die Kontrolle dieser Regelungen sind die Bundesländer zuständig.

Nicht nur Allergiker, sondern alle Personen sollten beim Einkauf auf Zusatzstoffe achten, die in Lebensmitteln verwendet werden. Bislang greifen Konsumenten immer noch viel zu unbekümmert zu irgendeinem Produkt im Regal, im Vertrauen darauf, dass eigentlich schon gesundheitlich unbedenklich sein sollte, was man bei Norma, Rewe, Aldi, Edeka oder Penny auf das Kassenband legt. Zusatzstoffe sind mit dem Klassennamen angegeben, zum Beispiel »Konservierungsmittel«, außerdem mit dem Namen des Zusatzstoffes, zum Beispiel »Benzoesäure«. Einheitlich EU-weit geregelt ist die Vergabe von E-Nummern, wie zum Beispiel E 236 für Ameisensäure oder E 102 für den Farbstoff Tartrazin.

Inhaltsstoffe werden in absteigender Reihenfolge des Gewichtsanteils angegeben. Wenn beispielsweise der Zuckeranteil am höchsten ist, wird auf dem Etikett »Zucker« als erste Position angegeben.

Kosmetika

Ähnlich wie bei Lebensmitteln gilt auch bei kosmetischen Produkten, dass ausschließlich sichere Produkte auf den Markt gebracht werden dürfen. Doch so richtig sicher ist – wie in diesem Buch bereits beschrieben – kaum eines der vielverkauften Schönheitsmittel aus Supermärkten, Drogerien oder Parfümerien. Sie enthalten hohe Konzentrationen an Farb-, Duft- und Konservierungsstoffen, selbst Naturkosmetik ist im Allgemeinen nicht frei von chemischen Zusätzen – einfach deshalb, weil Cremes, Lotionen, Haarpflegemittel oder Rasierschaum ohne bakterienhemmende Zusätze zu schnell verderben.

Gerade bei Schönheits- und Körperpflegemitteln aller Art lassen sich indes toxische Belastungen im Haushalt reduzieren, wenn Sie folgende Tipps beachten:

- Lassen Sie sich nicht von Werbebegriffen verführen wie »organisch«, »hypoallergen« oder »natürlich«. Sie sagen nichts über die Toxizität des Produkts aus.
- Am gesündesten pflegen Sie die Haut mit Wasser und einer milden Seife.
- Was immer an chemisch definierten Fremdmitteln auf Haut oder Haar aufgetragen wird, ist schädlich, wie Makeup, Mascara, Tages- oder Nachtcremes, Rasierwasser oder Haartönungsmittel.

- Allzu häufiges Haarewaschen schadet ebenfalls. Tenside entfetten die Kopfhaut, sie trocknet aus, es kommt zu Haarausfall oder Spliss.
- Grundsätzlich nur milde Shampoos ohne bedenkliche Konservierungsmittel benutzen. Man erkennt sie am festen, cremigen Schaum und findet sie am besten unter den Baby-Shampoos. Empfehlenswert sind Shampoos aus dem Naturkostladen oder dem Reformhaus.
- Auf Spezial-Shampoos gegen Schuppen und trockenes Haar können Sie verzichten, es wirkt meist zu kurz und hat deshalb keine nachhaltige Wirkung auf die Kopfhaut.
- Haare nicht immer gleich zwei- oder dreimal waschen, meist genügt ein einziger Waschgang. Haarsprays, Festiger und Gels verkleben die Kopfhaut, sie kann dann nicht mehr atmen. Ein Verzicht auf all diese Mittel ist gleichzeitig ein Beitrag für ein weitgehend schadstofffreies Zuhause.
- Beim Kauf von Hautcremes darauf achten, dass sie ausschließlich natürliche Öle und pflanzliche Bestandteile enthalten, jedoch keine Konservierungsstoffe.
- Seifen müssen nicht unbedingt Duftstoffe und andere synthetische Substanzen aufweisen. Feste Seifen sind empfehlenswerter als Waschlotionen, weil sie keine Konservierungsmittel enthalten.
- Zahncreme ohne Tenside, Fluor und andere umweltschädliche Fremdsubstanzen bekommt man ebenfalls im Bioladen oder im Reformhaus.

Naturkosmetik selbst herstellen

Da freuen sich Haut und Haar – und es gibt weniger Schadstoffe in der Wohnung oder im Haus. Viele Gemüse- und Obstsorten sowie Kräuter lassen sich als Grundstoffe für selbst produzierte Hautpflegemittel, Bäder, Shampoos oder Pflegelotions verwenden. Am besten Bioprodukte verwenden, die weitgehend schadstofffrei sind. Das Schöne daran: Der Fantasie sind keine Grenzen gesetzt. Das Selbermachen von kosmetischen Artikeln für sich und die Familie ist ein beflügelnder Schritt zurück zu einer natürlichen Umwelt. Da merkt man ganz plötzlich: Es geht ja auch ohne Chemie ...

Gesichtsmasken
Für trockene und normale Haut eignen sich die Rohstoffe Hirsemehl, Sonnenblumenöl und Eigelb, für sensible Haut Avocado, Sahne und Zitronensaft. Wenn die Haut fett und unrein ist, nimmt man am besten Heilerde, Sonnenblumenöl und einen Spritzer Zitronensaft, bei unreiner Haut mit großen Poren Roggenmehl und Joghurt. Die Grundstoffe jeweils zu einer streichfähigen Masse oder Paste vermengen und verrühren, mit einem Pinsel auf Gesicht und Hals auftragen, trocknen und ca. 20 Minuten lang einwirken lassen. Danach mit warmem Wasser abwaschen. Für feine Haut, die zu Falten neigt, eignet sich eine selbst gerührte Lotion aus Sesamöl und süßer Sahne.

Gesichtswasser
Dafür eignen sich zum Beispiel Rosenwasser (kann man in der Apotheke kaufen) und eine Ringelblumentinktur. Man

kann auch lediglich einen Wattebausch mit etwas Molke tränken und das Gesicht damit abreiben. Für fette Gesichtshaut eignen sich Wasser und etwas Essig, für raue Haut Bäckerhefe, die man mit Milch ansetzt und etwas gären lässt.

Hautpflege

Wenn die Hände trocken und rau sind, kann man sie nach dem Waschen zehn Minuten lang in einer Schale mit lauwarmem Wasser und Olivenöl baden. Die Mischung nicht wegkippen, man kann sie mehrere Male benutzen. Für eine Handlotion erwärmt man eine Tasse Milch, rührt Bienenhonig und Zitronensaft ein. Nach jedem Händewaschen sanft einmassieren.

Schöne Haare

Bei trockenem, sprödem und strapaziertem Haar vor dem Waschen die Haarspitzen mit warmem, süßem Mandelöl bestreichen, möglichst lange einwirken lassen. Was auch hilft: Eigelb mit einem Esslöffel warmem Mandelöl verrühren, die Masse auf dem Haar verteilen, Plastikhaube überziehen, eine halbe Stunde einziehen lassen, danach die Haare waschen. Weiche Haare spült man am besten mit einer Mischung aus einem halben Liter Wasser und einem Viertelliter Essig. Blonde Haare werden durch Zugabe einiger Spritzer Zitronensaft aufgehellt. Chemische Haarfestiger kann man durch eine Tasse Bier ersetzen, der Geruch verfliegt nach dem Waschen schnell, die Haare bekommen einen schönen, seidigen Glanz. Gegen Schuppen übergießt man zwei Teelöffel getrocknete Brennesseln mit zwei Tassen kochendem Wasser. Eine Viertelstunde ziehen lassen, abgießen, zur Haarspülung verwenden.

Fußbäder
Erholsam für müde Füße ist ein warmes Fußbad, in das man eine Tasse Obstessig gibt. Wirkt erfrischend, auch gegen Fußschweiß. Wenn die Füße geschwollen sind, kann man eine Handvoll Kochsalz hinzugeben.

Gesundes Bad
Auch in der Badewanne kann man auf chemieintensive Duftöle, Badelotions mit Pseudoaromen oder auf bunte Waschlappen verzichten, deren Azofarben sich im warmen Wasser auflösen und Moleküle aller Art an Hautzellen, Schleimhäute und Atemwege abgeben. Stattdessen zwei Liter Buttermilch ins Badewasser – und die Haut wird butterweich. Noch ein Tipp: Kräuter oder Blütenblätter, zum Beispiel Lavendel, Rosmarin, Pfefferminze, Heublumen oder Hopfenblüten, in ein Säckchen geben oder in einen alten Nylonstrumpf stopfen, in die Wanne legen und mit zwei Liter kochend heißem Wasser übergießen. Zehn Minuten ziehen lassen, dann das restliche Badewasser hinzugeben.

Haus & Wohnung
Unsere Wohnungen, Häuser, Keller, Speicher oder Garagen sind oft wahre Nistplätze für Tausende und Abertausende von Schadstoffen aller Art. Luftproben schlecht gelüfteter Innenräume ergeben ein bestürzendes Bild: Schwebesporen von Schimmelpilzen, Schadstoffmoleküle Tausender und Abertausender Substanzen aus Klebern, Lacken und Farben, die sich mit chemisch-synthetischen Aromamolekülen von Duft- und Aromastoffen verbrüdern, Phthalate, Bisphenol A, polyzyklische aromatische Kohlenwasserstoffe (PAKs, Zwi-

schenprodukte von Azofarben, Pestiziden, Arzneimitteln), PET-Rückstände aus Plastikflaschen, PE-Ausdünstungen aus haufenweise gehorteten Kunststofftüten, Regale, Schränke, Arzneikästchen und Kühlschränke voller Toxine aus oft vor sich hin faulenden, gärenden oder schimmelnden, längst verfallenen Produkten, Garagen und Hobbykeller als Brutstätten für Bakterien, Viren, Keime, Pilze und andere Parasiten – in so einem Milieu sich selbst und die Familie noch einigermaßen gesund zu erhalten, ist schon eine Herausforderung. Doch es gibt Alternativen:

- Küchenmüll entsorgen, raus mit allen Lebensmitteln, deren Mindesthaltbarkeitsdatum überschritten ist, auch mit allem, was leicht schimmelt (selbst wenn man die Aflatoxine, die Schimmelgifte, gar nicht sieht): Rosinen, Nüsse, Mandeln, Samen, Kerne, Uraltgewürze etc.
- Auch den Kühlschrank sorgfältig entmisten, mit Essig- oder Zitronenwasser auswischen. Kühlschränke und -truhen wimmeln oft von Bakterien, die sich bei Temperaturen unter acht Grad in einer Art Waffenstillstand ruhig halten, bei erstbester Gelegenheit aber zum Leben erwachen und Unheil stiften.
- Nirgendwo sonst fühlen sich Keime und Bakterien indessen so wohl wie in vollgestopften Hausapotheken, die nur alle sechs Wochen mal geöffnet werden, weil man eine Schmerztablette oder ein Pflaster braucht. Ausgelaufene Fläschchen, vergilbtes Verbandszeug, Tabletten, Tropfen, Salben oder Zäpfchen, verändern sich in ihrer chemischen Zusammensetzung, wenn sie lange Zeit Licht, Luft und Feuchtigkeit ausgesetzt sind. Lackglasur auf Dragees kann

platzen, Pillen bröckeln, weichen auf, Cremes aus halb ausgepressten Tuben werden ranzig, in den Fläschchen von Lotionen schaukeln wolkige Rückstände aus Gift und Wirkstoffen. Am besten den Inhalt des Arzneikästchens zur Apotheke bringen und dort entsorgen lassen.
- Räume mehrmals am Tag kurz, aber kräftig durchlüften. Viele Schadstoffe lagern sich in Staubteilchen an, die durch die Atemluft aufgenommen werden.
- Vorsicht beim Einkauf von Haushaltshilfen wie Desinfektionsmitteln, Backofenreinigern, Fleckentfernern, Klebstoffen, Grillreinigern, Spülmitteln, Sanitärreinigern, Klarspülern, Polier- und Scheuermitteln, Entkalkern, Metallputzmitteln, Aromasprays, Bohnerwachs, Waschmitteln etc. Immer erst mal aufs Etikett gucken, was an Toxinen enthalten ist. Danach sich selbst die Frage stellen: Gibt's nicht vielleicht etwas Gesünderes? Deshalb auch mal das Angebot in Naturkostläden und Reformhäusern prüfen.

Weg vom Gift, wieder hin zur Natur – so muss die Herausforderung lauten. Dr. Nancy Shearing von der Environmental Protection Agency, der staatlichen US-Umweltbehörde, bedauert und klagt zwar, dass es in unserer Welt schwierig bis fast unmöglich geworden ist, vollkommen schadstofffrei zu leben. Sie räumt aber hoffnungsvoll ein: »Wir können alle etwas gegen die Umweltverschmutzung tun. Der Kampf beginnt daheim in den eigenen vier Wänden. Wer konsequent toxinhaltige Produkte eliminiert und durch ökologisch saubere ersetzt, kann die Gift- und Schadstoffbelastung in Haus, Wohnung, Garage und Garten um bis zu 85 Prozent absenken. Eine solche Aufgabe kann sogar Spaß machen, zum Vorbildprojekt werden. Auch Nachbarn, Freunde und Verwandte werden sich daran ein Beispiel nehmen. Gemeinsam können wir alle an einer ökologisch unbelasteten Zukunft arbeiten, optimistisch eine neue, gesunde, bessere Welt schaffen.«

Adressen

Deutschland

Bundeszentrale für gesundheitliche Aufklärung
Ostmerheimer Straße 220
51109 Köln
Tel.: 02 21 8 99 20
Internet: www.bzga.de

Bundesinstitut für Verbraucherschutz, Ernährung und Landwirtschaft
Rochusstraße 1
53123 Bonn
Tel.: 02 28 52 90
Internet: www.verbraucherministerium.de

Umweltbundesamt
Postfach 14 06
06813 Dessau
Tel.: 03 40 2 10 30
Internet: www.umweltbundesamt.de

Bundesinstitut für Risikobewertung
Thielallee 88–92
14195 Berlin
Tel.: 0 30 18 41 20
Internet: www.bfr.de

Verbraucherzentrale Bundesverband
Markgrafenstraße 66
10969 Berlin
Tel.: 0 30 25 80 00
Internet: www.vzbv.de

Arbeitsgemeinschaft ökologischer Forschungsinstitute
Elmschenbruch 1
31832 Springe-Eldagsen
Tel.: 0 50 44 9 75 75
Internet: www.agoef.de

Deutscher Verbraucherschutzverein
Zum Jagenstein 3
14478 Potsdam
Tel.: 03 31 7 45 30 03
Internet: www.deutscher-verbraucherschutzverein.de

ÖKO-Institut
Postfach 17 71
Merzhauser Straße 173
79017 Freiburg
Tel.: 07 61 4 52 95-0
Internet: www.oeko.de

Deutscher Allergie- und Asthmabund
Fliethstraße 114
41061 Mönchengladbach
Tel.: 0 21 61 81 49 40
Internet: www.daab.de

Institut für Baubiologie + Oekologie
Holzham 25
83115 Neubeuern
Tel.: 0 80 35 20 39
Internet: www.baubiologie.de

Greenpeace
Große Elbstraße 39
22767 Hamburg
Tel.: 0 40 30 61 80
Internet: www.greenpeace.de

Bund für Umwelt und Naturschutz/(BUND)
Am Köllnischen Park 1
10179 Berlin
Tel.: 0 30 2 75 86 40
Internet: www.bund.net

Bayerisches Landesamt für Umwelt
Bürgermeister-Ulrich-Straße 160
86179 Augsburg
Tel.: 08 21 9 07 10
Internet: www.lfu.bayern.de

NABU – Naturschutzbund Deutschland e.V.
Charitéstraße 3
10117 Berlin
Tel.: 0 30 2 84 98 40
Internet: www.nabu.de

Deutsche Dermatologische Gesellschaft
Robert-Koch-Platz 7
10115 Berlin
Tel.: 0 21 51 4 49 70 38
www.derma.de

Giftnotruf: Telefonnummern

Bayern	0 89 1 92 40
Baden-Württemberg	07 61 1 92 40
Berlin	0 30 1 92 40
Brandenburg	0 30 1 92 40
Bremen	05 51 1 92 40
Hamburg	05 51 1 92 40
Hessen	0 61 31 1 92 40
Mecklenburg-Vorpommern	03 61 7 30 7 30
Niedersachsen	05 51 1 92 40
Nordrhein-Westfalen	02 28 1 92 40
Rheinland-Pfalz	0 61 31 1 92 40
Saarland	0 68 41 1 92 40
Sachsen	03 61 73 07 30
Sachsen-Anhalt	03 61 73 07 30
Schleswig-Holstein	05 51 1 92 40
Thüringen	03 61 73 07 30

Österreich

Bundesministerium für Land-, Forstwirtschaft,
Umwelt und Wasserwirtschaft
Stubenring 1
A-1012 Wien
Telefon: 00 43 (0) 1 71 10 00
Internet: www.umweltzeichen.at

Umweltbundesamt
Spittelauer Lände 5
A-1090 Wien
Telefon: 00 43 (0) 13 13 04
Internet: www.umweltbundesamt.at

Notruf
Vergiftungsinformations-Zentrale Wien
Allgemeines Krankenhaus Wien
Währinger Gürtel 18–20
A-1090 Wien
Telefon Notruf: 00 43 (0) 14 06 43 43
Internet: www.akh-wien.ac.at

Schweiz

Bundesamt für Gesundheit BAG
CH-3003 Bern
Telefon: 00 41 (0) 3 13 22 21 11
Internet: www.bag.admin.ch

Notruf
Schweizerisches Toxikologisches Informationszentrum
Freiestraße 16
CH-8032 Zürich
Telefon Notfälle: 00 41 4 42 51 51 51
Allgemeine Anfragen: 00 41 4 42 51 66 66
Internet: www.toxi.ch

Register

Aflatoxine 150, 165
Akarizide 12
Alkaloide 16, 198
Alkohole 183
Allergien 22, 154–165, 172
Ameisensäure 96 f.
Anthrachinonfarbstoffe 157
Antibiotika 43
Aromastoffe 32
– Klassen 64
Atmungstrakt 41 ff.
Atropine 16
Audit Reports 14
Aussehen 51 f.
Autoimmunerkrankungen 22
Azofarbstoffe 75 ff., 149 f., 157 f.

Bäder 239
Bakterizide 109 f.
Baumärkte 224–227
BBP (Benzylbutyphthalat) 224, 227
Benzoesäure 94 f.
Biozide 190 f.
Bisphenol A (BPA) 36, 162, 208–222, 229
– Gefahrenwerte 213
– Hormonstörungen 217, 219
– pro BPA 220 ff.
– und Tiere 219 f.
Blut, -kreislauf 34 f.
Blut-Hirn-Schranke 31–34, 36
Blutkörperchen 19

Cetearyl-Alkohol 161
Chemiegifte 151–154
– fluorierte 45
– in Textilien 45
Citrate 182

Darm, -schleimhaut 26 f. f., 31, 41
DBP (Dibutylphthalat) 223, 227
DDT 45, 47
Deca-BDE 46 f.
DEHP (Di(ethylhexyl)-phthalat 223, 227
Deltamethrin 195 f.
Deodorants 149
Depressionen 33
DIDP (Di-isodecyl-phthalat) 222 f.
Diethyenglycol (DEG) 148
Diethyltoliamid (DEET) 195
Diethystilbestrol 211
DINP (Di-ispmpmyl-phthalat 223
Dioxine 36, 121, 150
Duft, -stoffe 50–64, 149, 167, 182 s. a. Aromastoffe
– aus dem Labor 56 f., 60 f.
Duschgel 148

EDTA (Ethylendiamintetraessigsäure) 156, 184 f.
Entgiftungsenzyme 42
Epoxidharze 214 f.
Epoxy Resin 162

Fake-Food 77 f.
Farbgifte 157
Farbstoffe 167, 182
– Azo- 75 ff., 149 f., 157 f.
– Kategorien 75
Feinstaub 135
Flammschutzmittel 35, 44 f.
Fluoride 166
Formaldehyd 156, 175, 205 f.
Frischesprays 199
Fungizide 12, 109 f.
Furane 36, 121
Fußbäder 239
Fußböden 205 f.

Gefahrensymbole 204
Gehirn 32 ff.
Gentechnik 112 f., 120 f.
Geschmack, -sstoffe 58 50 f., 65–74
Geschmacksverstärker 54, 67–74
Gesichtsmasken 237
Gesichtswasser 237 f.
Gewässerbelastung 15
Glas-, Fensterreiniger 204 f.
Gleitmittel 183
Globalisierung 13 f.
Glutamat 68–74
Glutaminsäure 68 ff.
Glyphosat 29 f., 108 f.
Glyzerin 166 f.
Granulozyten s. Blutkörperchen
Gummi 161

Haar, -pflegemittel 167–173
Haarfärbemittel 171 ff.
Haarpflege 238
Haushaltsgifte 195–229
Hauspflege 239–242

Haut, -pflege 143–147, 238
Hautallergien 154–165
– durch Kleidung 157–162
HBCD 47
Herbizide 12, 28 f., 48, 106–110
Hyperaktivität 33

Immunabwehr
– im Magen 25 f.
– im Speichel 23 f.
– in den Körperzellen 28–39
Immunsystem 16–39, 231
– Abwehrreaktionen 20–29
– Chemiegifte 21 f.
– Organe 18 ff.
Insektizide 12, 25, 48, 105 f., 110
Isopropanol 26

Kalium-Dichromat 161
Kobalt, -chlorid 162
Kohlenmonoxid 135
Kohlenstoffdioxid 134
Kohlenwasserstoffe 135
Konservierungsmittel 25, 92–102, 181
Kontaktenzyme 160 ff.
Konzentrationsschwäche 33
Korrosionsinhibitoren 182
Kosmetika 139–157, 235 f.
– Allergene in 156 f.
– Giftstoffe in 140–154
– Natur- 237–240

Latex 161
Lebensmittel 65–102, 111–114
– Farbstoffe in 54, 74–77
– Giftrückstände in 111–114
– Inhaltsstoffe 82 f.

– Nano und 78–82
– naturbelassene 232
– pro Giftstoffe 84 f.
– sichere 234
– Unverträglichkeits-Deklaration 233 f.
– Zusatzsstoffe in 87 ff., 92
Lebensmittelkontrolle 85 ff.
Leber 37 f.
Lippenstifte 149, 164 f.
Luft, -verschmutzung 15, 134–138
Lupus 22
Lymphknoten 18
Lymphozyten s. Blutkörperchen

Makrophagen s. Blutkörperchen
Melantonin 150
Methacrylate 175
Milz 18 ff.
Mindesthaltbarkeitsdatum (MHD) s. Verfallsdatum
Molluskizide 12, 109
Morbus Crohn 22
MSG (Monosodiumglutamat E 621) 68–74 s. a. Glutamat

Nagel, -pflege 173–ff.
Nagellack, -entferner 174 f.
Nano, -silber 78–82, 148
Naphthole 172 f.
Natriumcarbonat 181
Neurodermitis 22, 159 f., 163, 165
Nickel 161
Nieren 38 f.
Notfallmedizin
NTA (Nitriloessigsäure) 185

Optische Aufheller 183 f.
Orthophenylphenol 97
Östrogen 211

Paraphenylenediamin (PPD) 162
PCB 48
Perchlorate 36
Perfluoroctansäure (PFOA) 45
Pestizide 44, 48
PET (Polyethylen-Terephthala) 158 f.
Pflanzenschutzmittel 104–111, 114
PHB-Ester 95 f.
Phenoxyethanol 157
Phenylendiamin 172 f.
Pheromone s. Duft
Phosphonate 181
Phthalate 44, 222–227, 228 f. s. a. Weichmacher
Pilzgifte s. Aflatoxine
Pleyer-Plaques 29
Polidocanol 150
Polycarbonate 212, 214
Polycarboxylate 181
Polychlorierte Biphenyle (PCB), 35, 44 f., 47, 121, 135
Polyester 158 ff.
Polyethylen (PE) 225
Polyethylenglycol (PEG) 156 f., 166

Qualitätszulassung 14

Reinigungsmittel 177–230, 184 f., 191 f., 200 ff., 227, 230
Reinigungstipps 201
Rohrreiniger 202 ff.

Salzsäure 25
Sauerstoff 136
Saurer Regen 131
Schädlingsbekämpfungsmittel 103–122
Schadstoffregister 15, 46
Scheuermittel 207
Schwefel, -dioxid 97–100, 131
Silikate 181
Silikon 156
Sorbinsäure 93 f.
Speichel 23 f.
Spülmittel 192 ff., 227
Stickstoffoxide 135
Supplier Verification 14
Surfactantien 166

Tätowiermittel 148 f.
TBBPA 47
Tenside 26, 35, 178 ff.
– (PFC, PFT), perflurorierte organische 35 f., 127
– anionische 190 f.
Teppichkleber 32
Textilien 45
Thiamin s. Vitamin B1
Thymusdrüse 18, 20
Tierfutter 114–122
– bei Hühnerhaltung 119, 121 f.
– Hormone in 118 f.
– Zusatzsstoffe 115–119
Toluylendiamin 173
Toxine 36, 47
Treibgas 196 ff.
Treibhausgase 134 f.
Triclosan 166

Umami 69, 73
Umweltgifte 16–39
Unkrautvernichtungsmittel s. Herbizide

Verfallsdatum 90 ff.
Verfärbungsinhibitoren 180
Vitamin B1 100 ff.

Wachstumsregler 12
Waschmittel 15, 177–184, 186–189
– Arten 188 f.
– Color- 187, 189
– Kompakt- 186 f.
Wasser und Pflanzen 132 f.
Wasser, Trink- 123–133
Wasserstoffperoxid 171
Wasserverschmutzung 185 f.
– durch Autorschrott 127
– durch Krankheitserreger 126 f.
– durch Pestizide 128
– durch Toxine 129
WC.Reiniger 207 f.
Weichmacher 35, 44, 222 ff. s. a. Phthalate
– DINCH 226
– Kennzeichnungspflicht 225 f.
Wohnungspflege 239–242

Xenobiotics 39–43, 46, 49
Xylene 175

Zähne, Zahnfleisch 165 ff.

Das Geheimnis entspannter Eltern

Familienratgeber bei Heyne

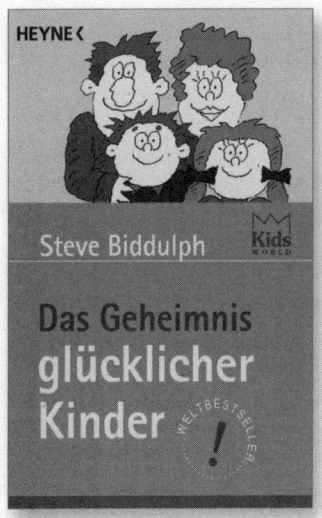

978-3-453-19742-8

Steve Biddulph
Das Geheimnis glücklicher Kinder
978-3-453-19742-8

Anke Willers
Ich bin eine Suchmaschine
Mein Alltag mit Kindern
978-3-453-60129-1

Das Familienbuch
Zusammen spannende Sachen machen
978-3-453-68539-0

Steve Biddulph
Das Geheimnis glücklicher Babys
Kinderbetreuung – ab wann, wie oft, wie lange?
978-3-453-67015-0

Steve Biddulph
Weitere Geheimnisse glücklicher Kinder
978-3-453-19762-6

Steve Biddulph
Jungen!
Wie sie glücklich heranwachsen
978-3-453-21495-8

Cynthia L. Copeland
Quengelspiele
So halten Sie Ihre Kinder überall bei Laune
978-3-453-68541-3

Leseproben unter: **www.heyne.de**

HEYNE ‹

Dr. Ulrich Strunz

Gesund und glücklich mit dem Erfolgsprogramm des Bestsellerautors

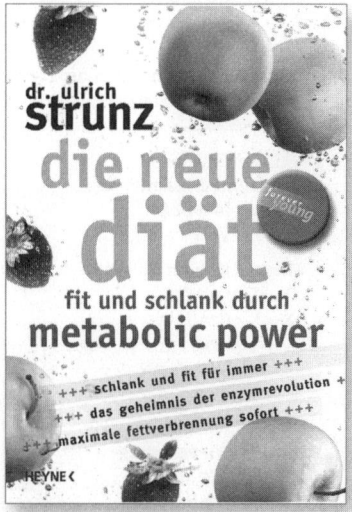

978-3-453-60091-1

Die neue Diät
978-3-453-60091-1

Die neue Diät – Das Fitnessbuch
978-3-453-17064-3

Die Diät – Praxisbuch
978-3-453-86229-6

Die forever young-Diät
978-3-453-66021-2

Das Mentalprogramm
978-3-453-87267-7

Praxisbuch Mentalprogramm
978-3-453-60067-6

Frohmedizin
978-3-453-66026-7

Dr. Ulrich Strunz
**Mineralien –
Das Erfolgsprogramm**
978-3-453-86928-8

Dr. Ulrich Strunz / Andreas Jopp
Fit mit Fett
978-3-453-86154-1

Dr. Ulrich Strunz / Andreas Jopp
**Forever Young
Geheimnis Eiweiß**
978-3-453-12002-0

Leseproben unter: **www.heyne.de**

HEYNE

In der Ruhe liegt die Kraft

Bücher für ein entspanntes und schönes Leben

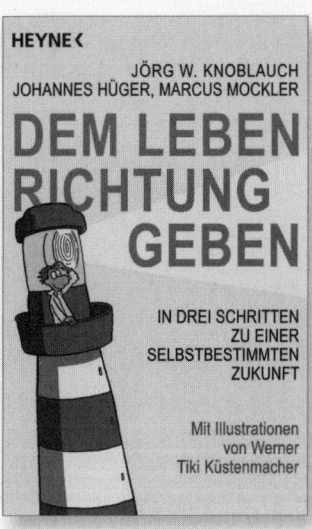

978-3-453-60126-0

Jörg W. Knoblauch / Johannes
Hüger / Marcus Mockler
Dem Leben Richtung geben
*In drei Schritten zu einer
selbstbestimmten Zukunft*
978-3-453-60126-0

Tom Hodgkinson
Die Kunst, frei zu sein
Handbuch für ein schönes Leben
978-3-453-63004-8

Paul R. Wilson
Das kleine Buch der Ruhe
978-3-453-14920-5

Jörg W. Knoblauch / Johannes
Hüger / Marcus Mockler
Ein Meer an Zeit
*Die neue Dimension des Zeit-
managements. In vier Wochen
zu mehr Gelassenheit*
978-3-453-60127-7

Helmut Fuchs / Dirk Gratzel
**Mit neuem Schwung
durchs Leben**
*Wie man mit Launologie
richtig durchstartet*
978-3-453-67020-4

Lothar Seiwert
Die Bären-Strategie
In der Ruhe liegt die Kraft
978-3-453-61000-2

Leseproben unter: **www.heyne.de**

HEYNE <